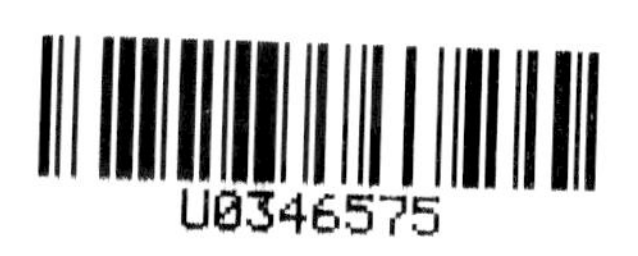
U0346575

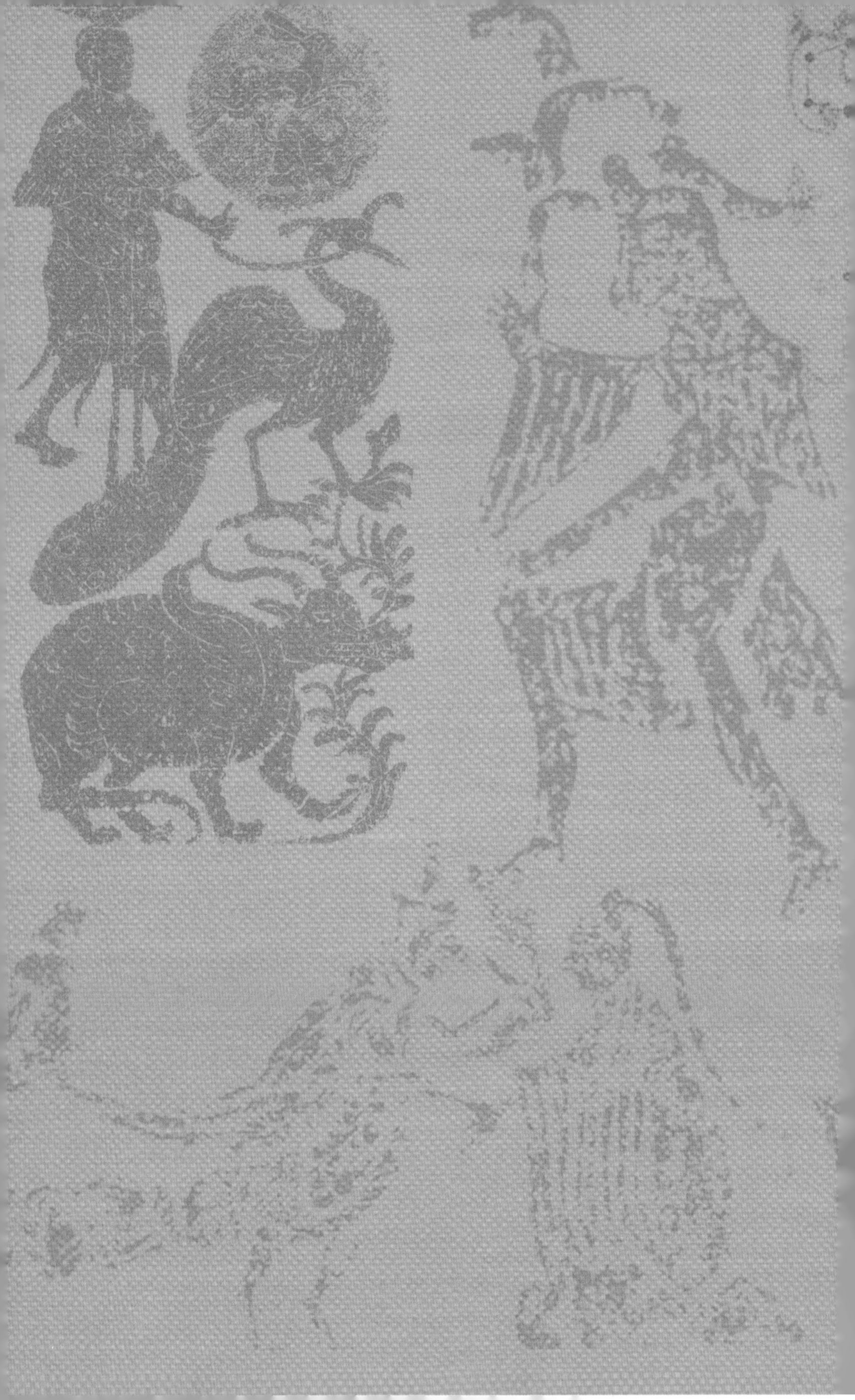

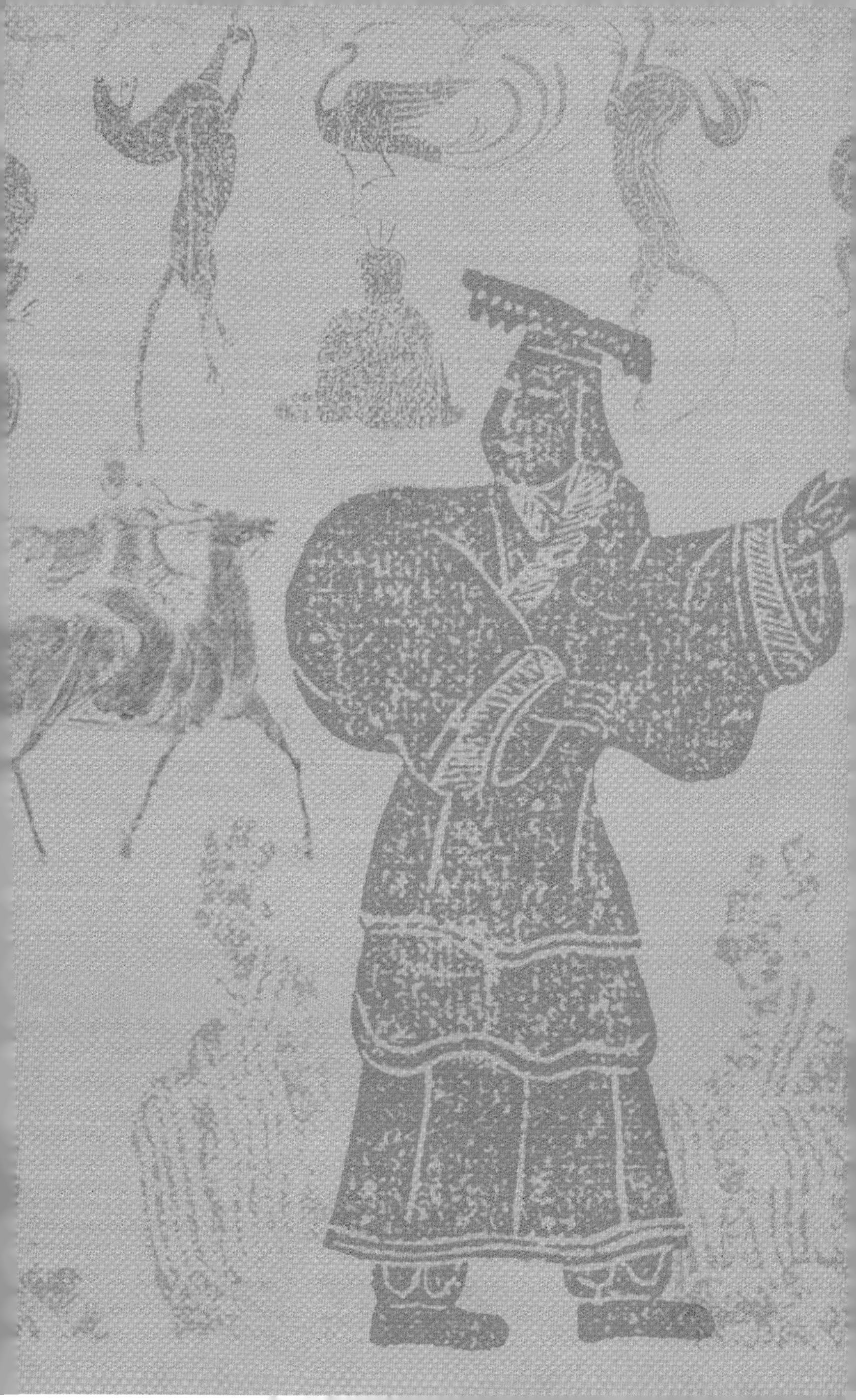

中国古医籍整理丛书

备急灸法

宋·闻人耆年　著

宋·孙炬卿　辑刊

王玲玲　王欣君　校注

中国中医药出版社

·北　京·

图书在版编目（CIP）数据

备急灸法/（宋）闻人耆年著；（宋）孙炬卿辑刊；王玲玲，王欣君校注．—北京：中国中医药出版社，2018.3（2024.12重印）

（中国古医籍整理丛书）

ISBN 978－7－5132－4732－0

Ⅰ.①备…　Ⅱ.①闻…　②孙…　③王…　④王…　Ⅲ.①灸法—中国—宋代　Ⅳ.①R245.8

中国版本图书馆CIP数据核字（2017）第322770号

中国中医药出版社出版

北京经济技术开发区科创十三街31号院二区8号楼

邮政编码　100176

传真　010 64405721

北京盛通印刷股份有限公司印刷

各地新华书店经销

*

开本 710×1000　1/16　印张 5　字数 25 千字

2018年3月第1版　2024年12月第4次印刷

书　号　ISBN 978－7－5132－4732－0

*

定价　29.00元

网址　www.cptcm.com

服务热线　010 64405510

购书热线　010 64065415　010 64065413

微信服务号　zgzyycbs

书店网址　csln.net/qksd/

官方微博　http://e.weibo.com/cptcm

淘宝天猫网址　http://zgzyycbs.tmall.com

国家中医药管理局
中医药古籍保护与利用能力建设项目
组织工作委员会

主　任　委　员　王国强

副 主 任 委 员　王志勇　李大宁

执行主任委员　曹洪欣　苏钢强　王国辰　欧阳兵

执行副主任委员　李　昱　武　东　李秀明　张成博

委　　　　　员

各省市项目组分管领导和主要专家

（山东省）武继彪　欧阳兵　张成博　贾青顺

（江苏省）吴勉华　周仲瑛　段金廒　胡　烈

（上海市）张怀琼　季　光　严世芸　段逸山

（福建省）阮诗玮　陈立典　李灿东　纪立金

（浙江省）徐伟伟　范永升　柴可群　盛增秀

（陕西省）黄立勋　呼　燕　魏少阳　苏荣彪

（河南省）夏祖昌　刘文第　韩新峰　许敬生

（辽宁省）杨关林　康廷国　石　岩　李德新

（四川省）杨殿兴　梁繁荣　余曙光　张　毅

各项目组负责人

王振国（山东省）　王旭东（江苏省）　张如青（上海市）

李灿东（福建省）　陈勇毅（浙江省）　焦振廉（陕西省）

蔡永敏（河南省）　鞠宝兆（辽宁省）　和中浚（四川省）

项目专家组

顾　问　马继兴　张灿玾　李经纬

组　长　余瀛鳌

成　员　李致忠　钱超尘　段逸山　严世芸　鲁兆麟
　　　　　郑金生　林端宜　欧阳兵　高文柱　柳长华
　　　　　王振国　王旭东　崔　蒙　严季澜　黄龙祥
　　　　　陈勇毅　张志清

项目办公室（组织工作委员会办公室）

主　任　王振国　王思成

副主任　王振宇　刘群峰　陈榕虎　杨振宁　朱毓梅
　　　　　刘更生　华中健

成　员　陈丽娜　邱　岳　王　庆　王　鹏　王春燕
　　　　　郭瑞华　宋咏梅　周　扬　范　磊　张永泰
　　　　　罗海鹰　王　爽　王　捷　贺晓路　熊智波

秘　书　张丰聪

前 言

中医药古籍是传承中华优秀文化的重要载体，也是中医学传承数千年的知识宝库，凝聚着中华民族特有的精神价值、思维方法、生命理论和医疗经验，不仅对于传承中医学术具有重要的历史价值，更是现代中医药科技创新和学术进步的源头和根基。保护和利用好中医药古籍，是弘扬中国优秀传统文化、传承中医学术的必由之路，事关中医药事业发展全局。

1949 年以来，在政府的大力支持和推动下，开展了系统的中医药古籍整理研究。1958 年，国务院科学规划委员会古籍整理出版规划小组在北京成立，负责指导全国的古籍整理出版工作。1982 年，国务院古籍整理出版规划小组召开全国古籍整理出版规划会议，制定了《古籍整理出版规划（1982—1990）》，卫生部先后下达了两批 200 余种中医古籍整理任务，掀起了中医古籍整理研究的新高潮，对中医文化与学术的弘扬、传承和发展，发挥了极其重要的作用，产生了不可估量的深远影响。

2007 年《国务院办公厅关于进一步加强古籍保护工作的意见》明确提出进一步加强古籍整理、出版和研究利用，以及

“保护为主、抢救第一、合理利用、加强管理”的方针。2009年《国务院关于扶持和促进中医药事业发展的若干意见》指出，要“开展中医药古籍普查登记，建立综合信息数据库和珍贵古籍名录，加强整理、出版、研究和利用”。《中医药创新发展规划纲要（2006—2020）》强调继承与创新并重，推动中医药传承与创新发展。

2003～2010年，国家财政多次立项支持中国中医科学院开展针对性中医药古籍抢救保护工作，在中国中医科学院图书馆设立全国唯一的行业古籍保护中心，影印抢救濒危珍本、孤本中医古籍1640余种；整理发布《中国中医古籍总目》；遴选351种孤本收入《中医古籍孤本大全》影印出版；开展了海外中医古籍目录调研和孤本回归工作，收集了11个国家和2个地区137个图书馆的240余种书目，基本摸清流失海外的中医古籍现状，确定国内失传的中医药古籍共有220种，复制出版海外所藏中医药古籍133种。2010年，国家财政部、国家中医药管理局设立“中医药古籍保护与利用能力建设项目”，资助整理400余种中医药古籍，并着眼于加强中医药古籍保护和研究机构建设，培养中医古籍整理研究的后备人才，全面提高中医药古籍保护与利用能力。

在此，国家中医药管理局成立了中医药古籍保护和利用专家组和项目办公室，专家组负责项目指导、咨询、质量把关，项目办公室负责实施过程的统筹协调。专家组成员对古籍整理研究具有丰富的经验，有的专家从事古籍整理研究长达70余年，深知中医药古籍整理研究的重要性、艰巨性与复杂性，履行职责认真务实。专家组从书目确定、版本选择、点校、注释等各方面，为项目实施提供了强有力的专业指导。老一辈专家的学术水平和智慧，是项目成功的重要保证。项目承担单位山东中医药大学、南京中医药大学、上海中医药大学、福建中医药大学、浙江省中医药研究院、陕西省中医药研究院、河南省中医药研究院、辽宁中医药大学、成都中医药大学及所在省市中医药管理部门精心组织，充分发挥区域间互补协作的优势，并得到承担项目出版工作的中国中医药出版社大力配合，全面推进中医药古籍保护与利用网络体系的构建和人才队伍建设，使一批有志于中医学术传承与古籍整理工作的人才凝聚在一起，研究队伍日益壮大，研究水平不断提高。

本着“抢救、保护、发掘、利用”的理念，该项目重点选择近60年未曾出版的重要古医籍，综合考虑所选古籍的保护价值、学术价值和实用价值。400余种中医药古籍涵盖了医经、基础理论、诊法、伤寒金匮、温病、本草、方书、内科、外科、女科、儿科、伤科、眼科、咽喉口齿、针灸推拿、养生、医案医话医论、医史、临证综合等门类，跨越唐、宋、金元、明以迄清末。全部古籍均按照项目办公室组织完成的行业标准《中医古籍整理规范》及《中医药古籍整理细则》进行整理校注，绝大多数中医药古籍是第一次校注出版，一批孤本、稿本、抄本更是首次整理面世。对一些重要学术问题的研究成果，则集中收录于各书的“校注说明”或“校注后记”中。

“既出书又出人”是本项目追求的目标。近年来，中医药古籍整理工作形势严峻，老一辈逐渐退出，新一代普遍存在整理研究古籍的经验不足、专业思想不坚定等问题，使中医古籍整理面临人才流失严重、青黄不接的局面。通过本项目实施，搭建平台，完善机制，培养队伍，提升能力，经过近5年的建设，锻炼了一批优秀人才，老中青三代齐聚一堂，有效地稳定了研究队伍，为中医药古籍整理工作的开展和中医文化与学术的传承提供必备的知识和人才储备。

本项目的实施与《中国古医籍整理丛书》的出版，对于加强中医药古籍文献研究队伍建设、建立古籍研究平台，提高古籍整理水平均具有积极的推动作用，对弘扬我国优秀传统文化，推进中医药继承创新，进一步发挥中医药服务民众的养生保健与防病治病作用将产生深远影响。

第九届、第十届全国人大常委会副委员长许嘉璐先生，国家卫生计生委副主任、国家中医药管理局局长、中华中医药学会会长王国强先生，我国著名医史文献专家、中国中医科学院马继兴先生在百忙之中为丛书作序，我们深表敬意和感谢。

由于参与校注整理工作的人员较多，水平不一，诸多方面尚未臻完善，希望专家、读者不吝赐教。

国家中医药管理局中医药古籍保护与利用能力建设项目办公室

二〇一四年十二月

许序

“中医”之名立，迄今不逾百年，所以冠以“中”字者，以别于“洋”与“西”也。慎思之，明辨之，斯名之出，无奈耳，或亦时人不甘泯没而特标其犹在之举也。

前此，祖传医术（今世方称为“学”）绵延数千载，救民无数；华夏屡遭时疫，皆仰之以度困厄。中华民族之未如印第安遭染殖民者所携疾病而族灭者，中医之功也。

医兴则国兴，国强则医强。百年运衰，岂但国土肢解，五千年文明亦不得全，非遭泯灭，即蒙冤扭曲。西方医学以其捷便速效，始则为传教之利器，继则以“科学”之冕畅行于中华。中医虽为内外所夹击，斥之为蒙昧，为伪医，然四亿同胞衣食不保，得获西医之益者甚寡，中医犹为人民之所赖。虽然，中国医学日益陵替，乃不可免，势使之然也。呜呼！覆巢之下安有完卵？

嗣后，国家新生，中医旋即得以重振，与西医并举，探寻结合之路。今也，中华诸多文化，自民俗、礼仪、工艺、戏曲、历史、文学，以至伦理、信仰，皆渐复起，中国医学之兴乃属必然。

迄今中医犹为国家医疗系统之辅，城市尤甚。何哉？盖一则西医赖声、光、电技术而于20世纪发展极速，中医则难见其进。二则国人惊羡西医之“立竿见影”，遂以为其事事胜于中医。然西医已自觉将入绝境：其若干医法正负效应相若，甚或负远逾于正；研究医理者，渐知人乃一整体，心、身非如中世纪所认定为二对立物，且人体亦非宇宙之中心，仅为其一小单位，与宇宙万象万物息息相关。认识至此，其已向中国医学之理念“靠拢”矣，虽彼未必知中国医学何如也。唯其不知中国医理何如，纯由其实践而有所悟，益以证中国之认识人体不为伪，亦不为玄虚。然国人知此趋向者，几人？

国医欲再现宋明清高峰，成国中主流医学，则一须继承，一须创新。继承则必深研原典，激清汰浊，复吸纳西医及我藏、蒙、维、回、苗、彝诸民族医术之精华；创新之道，在于今之科技，既用其器，亦参照其道，反思己之医理，审问之，笃行之，深化之，普及之，于普及中认知人体及环境古今之异，以建成当代国医理论。欲达于斯境，或需百年欤？予恐西医既已醒悟，若加力吸收中医精粹，促中医西医深度结合，形成21世纪之新医学，届时“制高点”将在何方？国人于此转折之机，能不忧虑而奋力乎？

予所谓深研之原典，非指一二习见之书、千古权威之作；就医界整体言之，所传所承自应为医籍之全部。盖后世名医所著，乃其秉诸前人所述，总结终生行医用药经验所得，自当已成今世、后世之要籍。

盛世修典，信然。盖典籍得修，方可言传言承。虽前此50余载已启医籍整理、出版之役，惜旋即中辍。阅20载再兴整理、出版之潮，世所罕见之要籍千余部陆续问世，洋洋大观。

今复有“中医药古籍保护与利用能力建设”之工程，集九省市专家，历经五载，董理出版自唐迄清医籍，都400余种，凡中医之基础医理、伤寒、温病及各科诊治、医案医话、推拿本草，俱涵盖之。

噫！璐既知此，能不胜其悦乎？汇集刻印医籍，自古有之，然孰与今世之盛且精也！自今而后，中国医家及患者，得览斯典，当于前人益敬而畏之矣。中华民族之屡经灾难而益蕃，乃至未来之永续，端赖之也，自今以往岂可不后出转精乎？典籍既蜂出矣，余则有望于来者。

谨序。

第九届、十届全国人大常委会副委员长

许嘉璐

二〇一四年冬

王 序

中医学是中华民族在长期生产生活实践中，在与疾病作斗争中逐步形成并不断丰富发展的医学科学，是中国古代科学的瑰宝，为中华民族的繁衍昌盛作出了巨大贡献，对世界文明进步产生了积极影响。时至今日，中医学作为我国医学的特色和重要医药卫生资源，与西医学相互补充、相互促进、协调发展，共同担负着维护和促进人民健康的任务，已成为我国医药卫生事业的重要特征和显著优势。

中医药古籍在存世的中华古籍中占有相当重要的比重，不仅是中医学术传承数千年最为重要的知识载体，也是中医为中华民族繁衍昌盛发挥重要作用的历史见证。中医药典籍不仅承载着中医的学术经验，而且蕴含着中华民族优秀的思想文化，凝聚着中华民族的聪明智慧，是祖先留给我们的宝贵物质财富和精神财富。加强对中医药古籍的保护与利用，既是中医学发展的需要，也是传承中华文化的迫切要求，更是历史赋予我们的责任。

2010 年，国家中医药管理局启动了中医药古籍保护与利用能力建设项目。这既是传承中医药的重要工程，也是弘扬优秀民族文化的重要举措，不仅能够全面推进中医药的有效继承和创新发展，为维护人民健康做出贡献，也能够彰显中华民族的璀璨文化，为实现中华民族伟大复兴的中国梦作出贡献。

相信这项工作一定能造福当今，嘉惠后世，福泽绵长。

国家卫生和计划生育委员会副主任

国家中医药管理局局长

中华中医药学会会长

王国强

二〇一四年十二月

马 序

新中国成立以来，党和国家高度重视中医药事业发展，重视古籍的保护、整理和研究工作。自 1958 年始，国务院先后成立了三届古籍整理出版规划小组，分别由齐燕铭、李一氓、匡亚明担任组长，主持制订了《整理和出版古籍十年规划（1962—1972）》《古籍整理出版规划（1982—1990）》《中国古籍整理出版十年规划和“八五”计划（1991—2000）》等，而第三次规划中医药古籍整理即纳入其中。1982 年 9 月，卫生部下发《1982—1990 年中医古籍整理出版规划》，1983 年 1 月，中医古籍整理出版办公室正式成立，保证了中医古籍整理出版规划的实施。2002 年 2 月，《国家古籍整理出版“十五”（2001—2005）重点规划》经新闻出版署和全国古籍整理出版规划领导小组批准，颁布实施。其后，又陆续制定了国家古籍整理出版“十一五”和“十二五”重点规划。国家财政多次立项支持中国中医科学院开展针对性中医药古籍抢救保护工作，文化部在中国中医科学院图书馆专门设立全国唯一的行业古籍保护中心，国家先后投入中医药古籍保护专项经费超过 3000 万元，影印抢救濒危珍、善、孤本中医古籍 1640 余种，开展了海外中医古籍目录调研和孤本回归工作。2010 年，国家财政部、国家中医药管理局安排国家公共卫生专项资金，设立了“中医药古籍保护与利用能力建设项目”，这是继 1982～1986 年第一批、第二批重要中医药古籍整理之后的又一次大规模古籍整理工程，重点整理新中国成立后未曾出版的重要古籍，目标是形成并普及规范的通行本、传世本。

为保证项目的顺利实施，项目组特别成立了专家组，承担咨询和技术指导，以及古籍出版之前的审定工作。专家组中的许多成员虽逾古稀之年，但老骥伏枥，孜孜不倦，不仅对项目进行宏观指导和质量把关，更重要的是通过古籍整理，以老带新，言传身教，培养一批中医药古籍整理研究的后备人才，促进了中医药古籍保护和研究机构建设，全面提升了我国中医药古籍保护与利用能力。

作为项目组顾问之一，我深感中医药古籍保护、抢救与整理工作的重要性和紧迫性，也深知传承中医药古籍整理经验任重而道远。令人欣慰的是，在项目实施过程中，我看到了老中青三代的紧密衔接，看到了大家的坚持和努力，看到了年轻一代的成长。相信中医药古籍整理工作的将来会越来越好，中医药学的发展会越来越好。

欣喜之余，以是为序。

中国中医科学院研究员

马继兴

二〇一四年十二月

校注说明

《备急灸法》为宋代闻人耆年著，宝庆二年丙戌（1226）初刊。闻人耆年其人史书未见，生平不详。南宋淳祐乙巳年（1245）孙炬卿得该书蜀本，将《备急灸法》及所收集的佚名氏的《骑竹马灸法》《竹阁经验备急药方》合而为一，仍以《备急灸法》为名，重刊传世。其中《备急灸法》是介绍以灸法为主治疗急性病证，包括心痛、牙痛、痈疽、疔疮、腹痛、吐泻等22种急症的灸治方法及急救方法，并附简明图说。《骑竹马灸法》主要介绍骑竹马灸的操作。《竹阁经验备急药方》共介绍了36个证候及其处方，包括单方、复方、内服药和外敷药，以及灸法和熏喉法等，亦多为有效验方。经调查，未发现有《备急灸法》原宋刊本单本或合刊存世，现存最早刊本为清光绪十六年庚寅（1890）上杭罗氏影宋孙炬卿刻本（简称“影宋本”），另有清光绪十七年辛卯（1891）十瓣同心兰室仿宋孙炬卿刻印本（简称“同心兰室本”）。

本次整理以影宋本为底本，以同心兰室本为校本。具体原则如下：

1. 保持原书体例。各节均遵照原文分段。

原书中加注的小字，仍用小字以示与正文区别。

疑为孙炬卿注文者，用楷体，以示与正文区别，并出注。

2. 凡异体字、古今字径改为简化字，如彊→强、丁疮→疔疮等，不出校记。丸剂中称“元”“圆”者，一并改作“丸”。通假字一律保留，出校记说明，并附有书证。

3. 书中难字、生僻字、异读字，均采用汉语拼音加直音法，如“猘（zhì 制）”等，并加注释。

4. 底本正文《备急灸法》下原有“宝庆丙戌正月望杜一针防御埒橋李闻人耆年述”，本次整理一并删去。

5. 因书繁体竖排改为简体横排，原“右”“左”表示前后者，径改为“上”“下”。

6. 底本中附有大量图片，本次整理，仍用原图，只对图重描。

7. 漫漶或缺字，用空字符□代替。

孙 序①

余十有三岁而失所怙②，母氏以教为爱，逾四十无所成，自谓膝下之乐有足以尽此身者，忽抱终天之恨，泪涸而痛不定。试为陈之。母氏素患头风，岁十数作，作必呕痰，加以昏眩。因得默斋抚干叔父乌辛茶方，于是作少疏，虽作亦易愈。近时乌附不易得，每闻入京有便，必以买川乌为先。或它出，亦预合数服以进。前数年或鼻塞不通，或脾弱无味，随证审方，储材合剂，或丸或散，朝构暮成，未尝敢求诸市肆。然头风则年余不作矣。矧③又饮食顿忺④，但觉脚力微怯，岁旦家常茹素⑤，饭则尽碗羹，亦称美。炬卿私谓，吾母今年七十，而胃府如此，眉寿⑥何疑者。越八日，忽有小红粟粒发右耳旁，次日右颊右目颇肿，命医视之。用药敷贴，脓毒渐出，谓可徐徐抽减，谨重太过，专守"头面不可妄施针砭"之说。有令灸三里穴下抽者，医持不可。未几，其肿愈坚，似疮而根则大，名疖而反无脓，外不热而内不疼。旬日后始窘甚矣。吾母至，谓炬卿曰：汝抄方嗜药，胡为不晓此证？仓忙中罔知所措，更医亦云无策。母氏神识了然，以至不救。日月不居，俄⑦至卒。哭客⑧有携示

① 孙序：原无，据体例补。
② 失怙（hù 护）：失了父亲。
③ 矧（shěn 审）：况且。
④ 忺（xiān 先）：高兴、适意。
⑤ 茹素：素食。
⑥ 眉寿：长寿。
⑦ 俄：突然之间。
⑧ 哭客：吊丧者。

蜀本《灸经》与《竹马灸法》者，备述克验，内有鬓疽、疔疮，乃知咸有灸法，而竹马一法则诸证无不治。痛哉！痛哉！何嗟及矣。炬卿平时每虑风在头目，犹谓老人脱有隐疾，可以延寿，幸而头风已痊，又孰知危证之窃发，喜未几而痛罔极哉。此所以仰天捶心而呕血也。世有此方，吾不早得而见之，吾母不存而其方则存，其方存而后之人有早得而见之者，庶几乎吾母虽无及而犹及人也。遂与乌辛茶方并刊以传焉。吾母，山阴博古石氏也。

淳祐乙巳①五月朔孤学②乡贡进士孙炬卿序

① 淳祐乙巳：公元1245年。

② 孤学：谓学识浅陋的士人。

罗[1] 序

韩昌黎曰：善医者，不视人之瘠肥，察其脉之病否而已矣。脉不病，虽瘠不害；脉病，而肥者死矣。然世有痈疽发背之疾，其起也渐，其发也烈，人往往忽于微芒[2]而昧于不自觉，一旦发暴盛肿，猝不及治。若再误于庸医，靡有不戕其生者。至如穷乡委巷，医药何求？奇疾乍婴[3]，徒嗟束手。余愧不知医，每念及此，未尝不惄[4]焉伤之。贵阳陈衡山[5]鹾尹[6]嗜古笃学，尤喜搜石渠金匮[7]之书，曾于扶桑都市得南宋孙炬卿旧刻、团练使张公涣[8]所著《备急灸法》一卷以畀[9]余，曰：此灸法中国不甚概见，盖以世失其传。耳食者习焉不察，每易忽之。苟得此编，按图点穴，如法炷灸，则消患未然，化艰为易。其方药味无多，见功綦速，诚为济世救人之宝筏。余尝考针灸科居十三科之一，宋熙宁、元丰间，特置提举判官设科以教之。当时已信行如斯，其应效有可想见者。细绎此卷，觉男女老少童稚、

---

① 罗：原无，据体例补。

② 微芒：原指微弱的光芒，这里指微小，不起眼。

③ 婴：遭受。

④ 惄（nì 匿）：忧郁，伤痛。

⑤ 陈衡山：名矩，贵阳府贵筑县（今贵州省贵阳市）人。1888 随黎庶昌出使日本，1891 年回国。从使三年，共搜集日本国金石遗文四千余种，各种遗书百余卷，宋元椠本二百余卷，名人著述未刊行的五百余卷。

⑥ 鹾（cuó 痤）尹：指管理盐务方面的官员。鹾：盐的别名。

⑦ 石渠金匮：古代国家收藏重要文献的地方。

⑧ 张公涣：宋代医家，里籍欠详。世代业医，因治愈徽宗太子之痼疾而授翰林医正。

⑨ 畀（bì 必）：给与。

内外杂症无不可疗，其中骑竹马灸法之良，更他人所未及论。《抱朴子》云：百家之言，与经一揆。譬操水者，器虽小，而救火同焉。犹施灸者，术虽殊，而救疾均①焉。况返死回生，孰如灸法之神且速耶？良友针砭之投，何承自秘，爰将原本并余所得《针灸择日编》一并付梓，俾广流传，亦以副衡山济世深心。此二书流落东瀛垂数百载，几无知者，今复归之中国，遍起沉疴，庶知广陵散犹在人间也。

光绪十六年岁次庚寅②仲夏上杭罗嘉杰③少畊氏识于日本横滨理廨④

① 均：同理。

② 光绪十六年岁次庚寅：公元1890年。

③ 罗嘉杰：字少畊，福建上杭（今福建省上杭县）人。咸丰八年以前出仕，同治光绪年间任江苏粮道、驻日领事等职。

④ 廨（xiè 谢）：官署，旧时官吏办公处所的通称。

目录

备急灸法

骑竹马灸法

竹阁经验备急药方

备急灸法

古人云：凡为人子而不读医书，是谓不孝。则夫有方论而不传诸人者，宁不谓之不仁乎？然方书浩博，无虑万数，自非夙昔究心，未易寻检。本朝名医团练使张涣著《鸡峰普济方》[①] 外，又立《备急》一卷。其方皆单行独味，缓急有赖者。张公之用心，其可谓切于济人者矣。仆自幼业医，凡古人一方一技，悉讲求其要，居乡几四五十载，虽以此养生，亦以此利人。仆今齿发衰矣，每念施药惠人，力不能逮。其间惠而不费者，莫如针艾之术。然而针不易传，凡仓卒救人者，惟灼艾为第一。今将已试之方，编述成集，锓[②]木以广其传。施之无疑，用之有效，返死回生，妙夺造化。其有稍涉疑难之穴，见诸图书，使抱疾遇患者，按策可愈，庶几少补云。

诸发等证石痈附	肠痈	疔疮
附骨疽	皮肤中毒风	卒暴心痛
转胞小便不通	霍乱	转筋
风牙疼	精魅鬼所淫	夜魇不寤
卒忤死俗谓鬼打冲恶也	溺水	自缢
急喉痹	鼻衄	妇人难生

① 鸡峰普济方：30 卷，宋代医书，今传本不注撰人及初刊年代，一般认为是张锐或孙兆所著。张锐曾撰有《鸡峰备急方》1 卷，《鸡峰普济方》第 30 卷收录民间常用备急验方，疑张涣为张锐之误。

② 锓（qǐn 寝）：雕刻。

小肠气　　一切蛇伤　　犬咬

狂犬咬毒

屈指量寸法例

以薄竹片或以蜡纸条量手中指中节横纹，取上下，截齐断为一寸。男左女右。

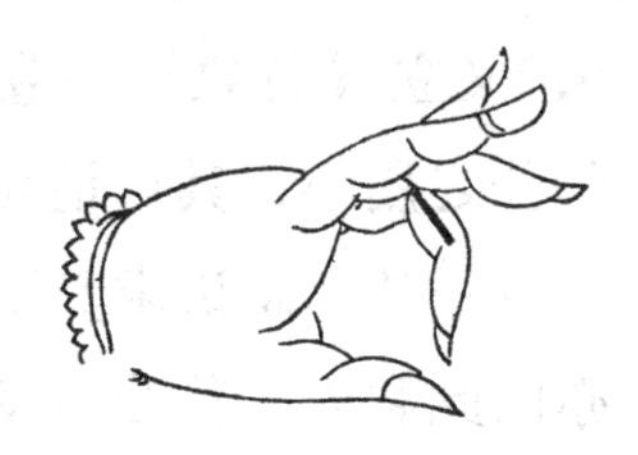

诸发等证一

葛仙翁刻石江陵府紫极宫，治发背、发肩、发髭、发鬓、发肋，及一切恶肿法，以上数种，随其所发处名之也，其源则一，故灸法亦一本。然数种中，死人速者，发背也。其候多起于背胛间，初如粟米大，或痛或痒，色赤或黄，初不以为事，日渐加长，肿突满背，疼痛彻心，数日乃损人，至此则虽卢扁[①]不能治矣。惟治之于初，皆得全生。其余数种，皆依法早治，百无一死。凡觉有患，便用大蒜切片如钱厚如无蒜，用净水和泥捻如钱样用之，贴在疮头上如疮初生便有孔，不可覆其孔，先以绿豆大艾炷灸之，勿令伤肌肉，如蒜焦，更换，待痛稍可忍，即渐放炷大，又

① 卢扁：战国时名医扁鹊因家住卢国，故世人称“卢扁”。

可忍，便除蒜灸之，数不拘多少，但灸至不痛即住。若住灸后又肿又痛，即仍前灸之，直候不肿不痛即住。每患一个疮，或灸三百壮[①]、五百壮，至一二千壮方得愈者，亦有灸少而便愈者。若患三五个疮，并须各各依法灸之，灸后不肿不痛则愈矣。男女同法。孙真人治石痈亦如此法灸之。石痈者，其肿发至坚，如石有根，故名之也。灸之，石子当碎；出，即愈。

此系当头用大蒜灸法，议论互见后竹马灸法中。

肠痈二

孙真人治肠痈法云：肠痈之证，人多不识，治之错则杀人。其证小腹重而硬，以手抑之则小便如淋状，时时汗出而恶寒，一身皮肤皆甲错[②]，腹皮鼓急，甚则转侧闻水声，或绕脐生疮，或脐孔脓出，或大便下脓血。凡有此证，宜速灸两肘尖各百炷，炷如绿豆大，则大便当下脓血而愈。依图取穴。

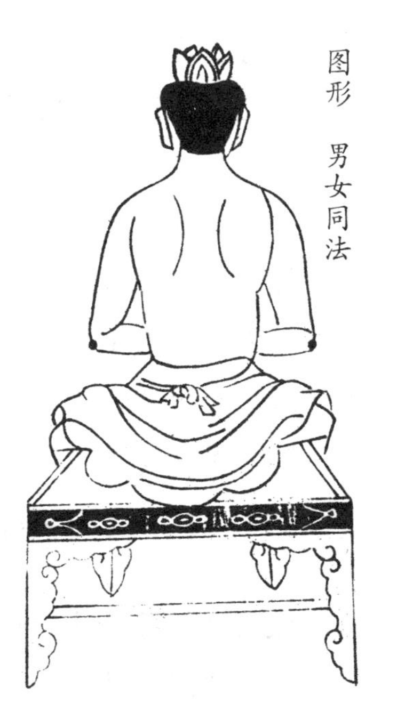

① 壮：灸法量词，每灸一艾炷为一壮。
② 甲错：指表皮干枯皱缩或粗糙不平。

疔疮三

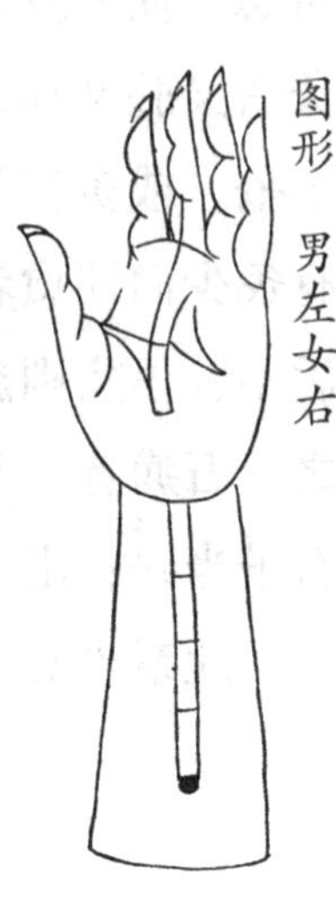

黄帝、岐伯、孙真人治疔疮法：疔疮者，其种甚多，初起皆一点突如丁盖子，故名之。发于手足头面者，其死更速，惟宜早灸。凡觉有此患，便灸掌后四寸两筋间十四炷，依图取穴。

附骨疽[①]四

黄帝、岐伯、孙真人治附骨疽亦如治疔疮法灸之。其附骨疽者，无故附骨而成脓，故名之。多发于四肢大节筋间，虚人及产妇偏发腿肶[②]间。其候先觉痹重，或痹疼，或只烘烘然肌热，动摇不便，按之应骨酸痛，经日便觉皮肉渐急，洪肿如肥人状，多作贼风、风肿治之，因循多致死。凡有此患，宜早灸之，依疔疮图子取穴灸之。男左女右。

图子见前疔疮门。

皮肤中毒风[③]五

张文仲、孙真人、姚和众治皮肤中毒风法：毒风之病，其候忽然遍身痛痒如虫啮，痒极搔之，皮便脱落，烂

---

① 附骨疽：底本原缺，据同心兰室本补。

② 肶（bì 闭）：同“髀”。指大腿，亦指大腿骨。

③ 皮肤中毒风：底本原缺，据同心兰室本补。

坏作疮。凡有此患，急灸两臂屈肘曲骨间各二十一炷。依图取穴。男女同法即曲池穴是也。

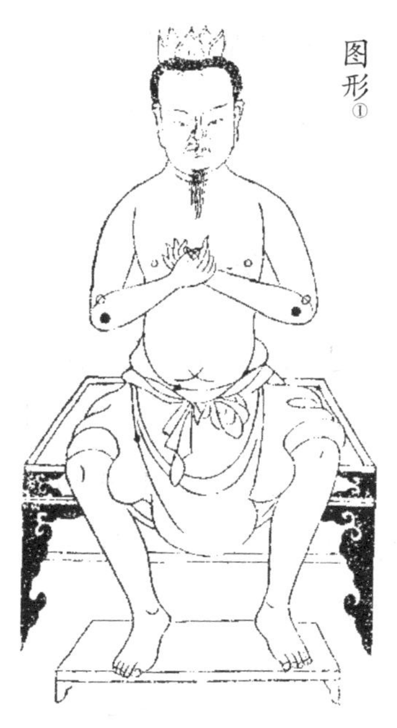
图形①

卒暴心痛六

甄权治卒暴心痛，厥逆欲死者，灸掌后三寸两筋间，左右各十四壮。依图取穴。男女同法。

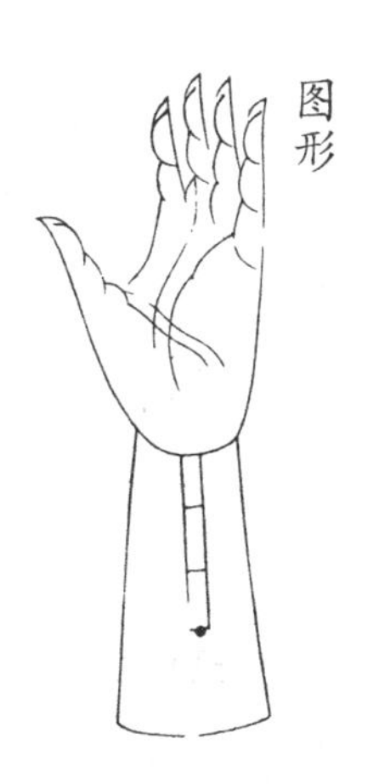
图形

① 图形：曲池穴图形，底本原缺，据同心兰室本补。

转胞小便不通七

葛仙翁、徐嗣伯治卒胞转小便不通，烦闷气促欲死者，用盐填脐孔，大艾炷灸二十一炷，未通更灸，已通即住。男女同法。

霍乱八

葛仙翁治霍乱已死、诸般符药不效者，云此法特异，起死回生，不在方药。大抵理趣精玄，非凡俗所知。急灸两肘尖各十四炷，炷如绿豆大。依图取穴。

男女同法此灸穴与前项孙真人治肠痈穴同。

图形已见前肠痈门。

霍乱转筋九

孙真人治霍乱转筋及卒然无故转筋欲死者，灸足两踝尖各三炷，炷如绿豆大。转筋在股内灸两内踝尖，转筋在股外，灸两外踝尖。踝者，即俗称脚块子是也。

男女同法。

风牙疼十

葛仙翁、陶隐居治风牙疼不可忍，不能食者，灸足外踝尖三炷，炷如绿豆大，患左灸右，患右灸左。

男女同法。

足踝，备载《明堂灸经》①。

精魅鬼神所淫十一

华佗治精魅鬼神所淫，癫邪狂厥，诸般符药不效者，用细索并两手大指缚之，灸三炷，每炷着四处，半在肉上，半在甲上，一处不着则不验。灸之当作鬼神语，诘问其略，即解脱之，令去，其人遂苏。依图取法。男女同法。

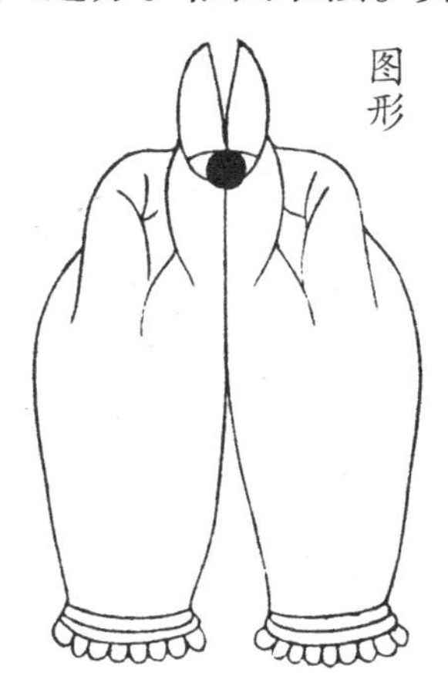

夜魇不寤十二

葛仙翁、陶隐居、孙真人治魇②死法云：凡夜魇者，皆本人平时神气不全，卧则神不守舍，魂魄外游，或为强邪恶鬼所执，欲还未得，身如死尸。切忌火照，火照则魂魄不能归体。只宜暗中呼唤，其有灯光而魇者，其魂魄虽由明出，亦忌火照，但令人痛啮其踵及足大指甲侧即活痛

① 足踝……灸经：疑为孙氏注文。

② 魇（yǎn 眼）：梦中惊叫，或觉得有物压住不能动弹。

啮，即重咬。踵，即脚跟也。皂荚末吹入两鼻亦良，经一二更不活者，灸两足大指上各七炷，炷如绿豆大，依图取法。妇人扎脚[①]者，此穴难求，宜灸掌后三寸两筋间各十四壮，此穴即前项甄权治卒暴心痛穴也。各依前图取之。

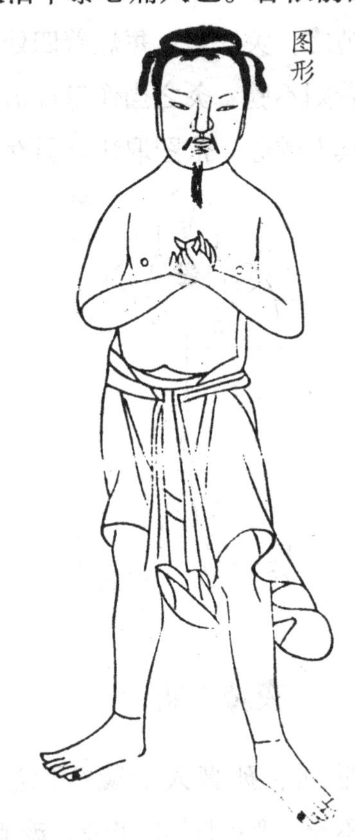

卒忤死法十三

扁鹊、孙真人治卒忤死法忤死，即今人所谓鬼打冲恶，尸

① 扎脚：即裹小脚。下文“扎足”，义同。

厥也：急以皂角末吹入两鼻即活。若经时不活，急灸掌后三寸两筋间各十四炷，此穴即前穴甄权灸心痛者是也。图子见前。讫如身冷口噤者，灸人中三炷，炷如粟米大。依图取法。男女同法。

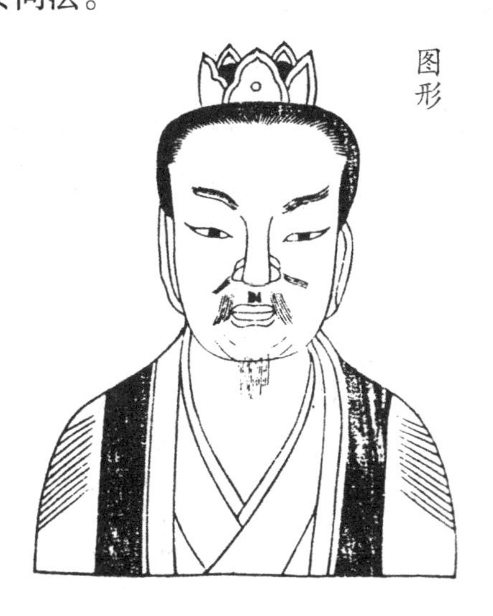
图形

溺水十四

葛仙翁、孙真人救溺水死，用皂角末吹入谷道中皂角无，用石灰，但解开衣服，灸脐孔三五十壮，水从谷道中出即活。此法治溺水，经一宿犹可活。又孙真人云：冬日落水，冷冻身强直、口眼闭，尚有微气者，用灶灰一斗，锅内炒，令暖。以布三五重暖裹，热灰熨其心头。灰若冷，可即换。熨得心暖气通，目转口开，以温薄粥令稍稍咽。仍依前法灸之即活。若不先熨暖其心，便向火炉逼之，则身中冷气与火气争即死，切宜戒之。

自缢十五

太仓公、孙真人救自缢死法云：凡救自缢者，极须按定其心，勿便截绳，当抱起解之。其心下尚温者，先用皂荚末吹入两鼻，用旧毡一片，盖其口鼻，令两人用竹筒极吹两耳即活。又扁鹊法，用梁上细尘少许，入四个竹筒内，令四人各执一个，同时吹两鼻两耳，用力极吹。更灸手足大指横纹中各十炷，即活。依图取穴。如妇人扎足者，只灸两手大指上二穴。

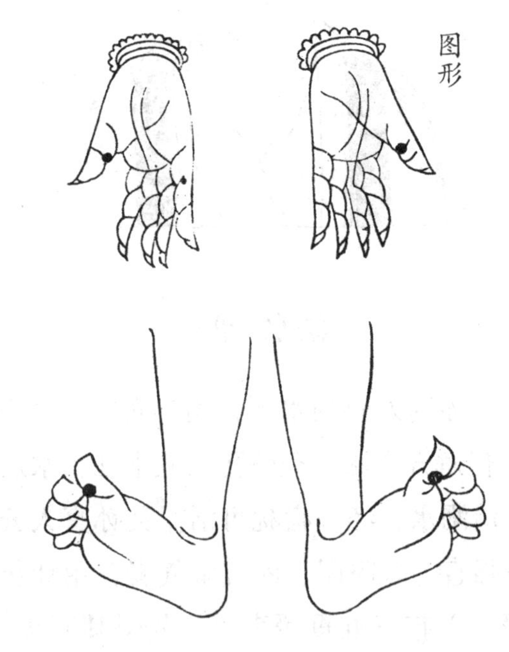

急喉痹十六

孙真人、甄权治急喉痹，舌强不能言，须臾不治即杀人。宜急于两手小指甲后各灸三炷，炷如绿豆大。依图取穴。男女同法。

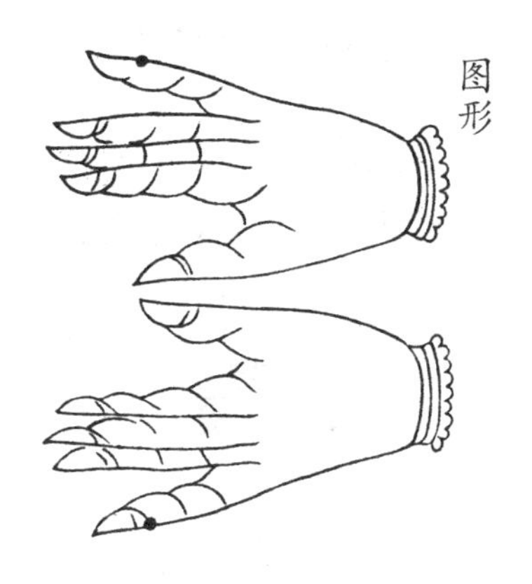

鼻衄十七

徐文伯治卒然鼻中血出不止病名鼻衄，用细索，如左孔衄缚右足、右孔衄缚左足各小指，两孔俱衄，则俱缚两足各小指如妇人扎脚者缚膝腕。若衄多不止者，握手屈大指，灸骨端上三炷，炷如粟米大。依图取法。男女同法右衄灸左，左衄灸右。

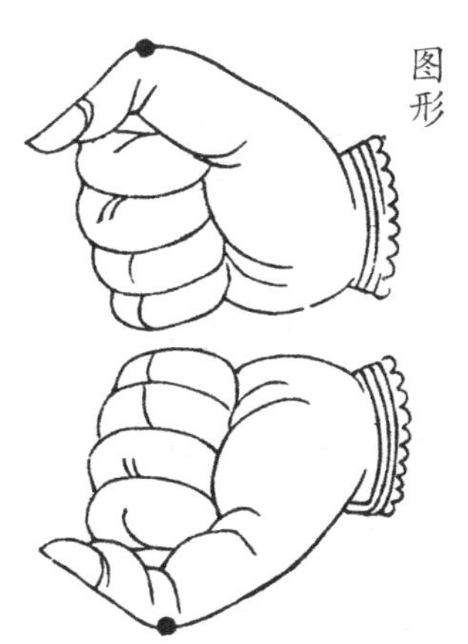

妇人难生十八

张文仲治横产手先出者，诸般符药不效，急灸右脚小指尖三炷，炷如绿豆大。如妇人扎脚，先用盐汤洗脚，令温，气脉通疏，然后灸，立便顺产。

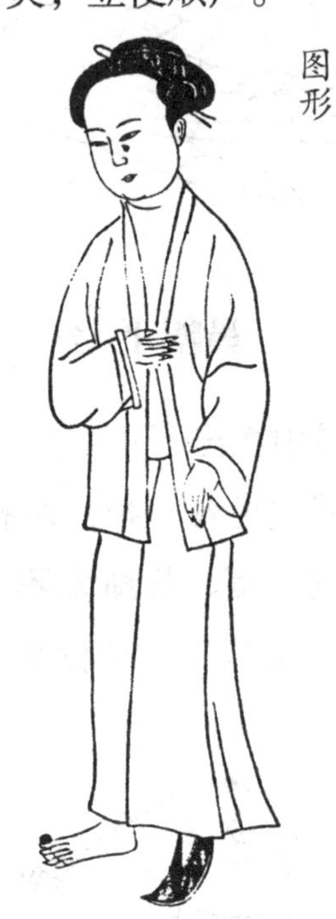

图形

小肠气十九

孙真人、甄权治卒暴小肠疝气，疼痛欲死法：灸两足大指上各七炷，炷如绿豆大此穴即是前葛仙翁、陶隐居、孙真人治魇死穴也。依图取穴，灸之可即愈。

图子见前治魇死门。

一切蛇伤二十

孙真人治一切毒蛇咬法：急于新咬处灸十四炷，则毒不行。如无艾处，只用纸捻焫[①]之，极痛即止。

又夏月纳凉露卧，忽有蛇入口，挽不出者，用艾灸蛇尾即出。如无艾火处，用刀或磁礁周匝割蛇尾，截令皮断，乃捋之，皮脱肉脱即出。

又方，割破蛇尾，入蜀椒三二颗即出。

治犬咬廿一

岐伯、孙真人治凡犬咬法：即令三姓三人于所咬伤处，各人灸一炷即愈。

治狂犬所咬廿二

孙真人治狂犬咬法：春末夏初，犬多狂猘[②]，其时咬伤人至死者，世皆忽之，不以为事。其被咬人则精神失守，发为狂疾。诸般符药治疗，莫过于灸。便于所咬处灸百炷，自后日灸一炷，不可一日阙[③]。灸满百日，方得免祸，终身勿食犬肉、蚕蛹，食之毒发即死。又特忌初见疮较[④]痛止，自言平复，此最可畏，大祸即至，死在旦夕。若被咬已经三四日方欲灸者，视疮中有毒血，先刺出之，

① 焫（ruò 弱）：点燃。

② 猘（zhì 制）：狂犬，疯狗。

③ 阙（quē 缺）：古代用作“缺”字，空缺。

④ 较：病减或痊愈。此指疮口愈合。

然后灸。

上诸灸法皆救仓卒患难，所有人神血支血忌及大风大雨、病人本命并不避忌。务发敬信心，疾速检用，得此本，能多多转授他人，庶几与我同志也①。

① 上诸……志也：疑为孙氏注文。

骑竹马灸法

治发背脑疽，肠痈牙痈，四肢下部一切痈疽、疔疮、鱼脐[①]、鬼箭、瘭疽[②]等，或胸腹不测，风瘴肿瘤，紧硬赤肿，恶核瘰疬，发奶之属。先令病人凭几曲手，男左女右，看臂腕节中间有一偃孔，令把臂相对者以朱点定了有图在后第一。次用挺直其臂，如持弓之直，却见先来用朱点定偃孔处正在臂节横纹上，就以篾自横纹贴肉量至中指肉尖而止，不过指爪有图在后第二。次用屈中指，侧看中节有两斜横缝，就用篾压定截断，此是一寸，须量横纹，各一则[③]乃各一寸也有图在后第三。次用竹杠一条，两桌子前后阁[④]起，以毡褥被帛等藉定令稳。令病人脱去衬衣，解开裤带，骑定竹杠，用身壁直，靠尾闾骨坐于竹杠上，两足悬虚，俱不要着地，悬身正直，要两人左右扶定，勿斜侧僵曲，要以尾闾骨正贴在竹杠上，却就竹杠上用初头自臂腕量至中指肉尖竹篾子，自尾闾骨量上背脊之心，尽其所压之篾而止。却用前所压横纹二寸则子，横安篾尽处，用朱点定两头是穴，相去各一寸也有图在后第四。各灸五壮或七

---

① 鱼脐：指鱼脐疮。此疮头黑而深，破时黄水出，四畔浮浆起，狭长似鱼脐。

② 瘭（biāo 标）疽：指体表的一种急性化脓性感染，随处可生，尤多见于指端腹面，又称蛇头疔。

③ 则：即“模子”“范式”，下文“则子”同。

④ 阁：通“搁”。《史记·高祖本纪》：险绝之处，傍凿山崖而施版梁为阁。

壮，艾炷及三分阔，以纸轴艾作炷，十分紧实方可用。壮数不可灸多，不问痈生何处，已破未破，并用此法灸之，无不安愈。盖此二穴心脉所起，忽遇点穴近疮，或正在疮上，不问远近，只要依法灸之，切莫生疑。凡痈疽只缘心火流滞而生，灸此二穴，心火即时流通，不过三日可以安愈，可谓起死救危，有非常之功，屡施屡验。盖《素问》云：诸痛痒皆属于心。又云：荣血不调，逆于肉理则生痈疽。荣者，血也。卫者，气也。心能行血，心既留滞，则血为之不行。故逆于肉理，而生痈肿。灸此二穴，心火调畅，血脉自然流通，胜于服药多矣。灸罢谨口味，戒房事，依法将理。

依前法一灸，七壮了，经半日许，灸疮内流水甚多，觉火气游走，周遍一身，蒸蒸而热。再视正疮焮肿[①]已消减五六分矣。至第二日五更，艾火盛行，咽喉焦枯，口舌干燥，小便颇涩，四肢微汗，略觉烦躁，当是艾火流通使然。遂投乳香绿豆托里散方在后两匙头许，专防托毒气不入心，及国老膏一服方在后。良久，诸证渐渐释去，视其疮肿焮已消，第三日果安愈矣。但灸疮焮发异常，如虫行状，流清水，四五日方定，此诚可谓活人良法也。仍服五香连翘汤方在后，此以疏散郁毒之气，甚则转毒散方在后，或矾黄丸以防毒内攻方在后。更在识轻重缓急，分阴分阳而服药。或胶醋熨散，或膏药涂贴，如外科常法治之醋熨法在后。

先曲手看臂腕节中间，有一偃孔便是。臂节横纹端的中心，令对坐，把臂之人以朱点定。

① 焮（xìng 杏）：底本原为“舋”。

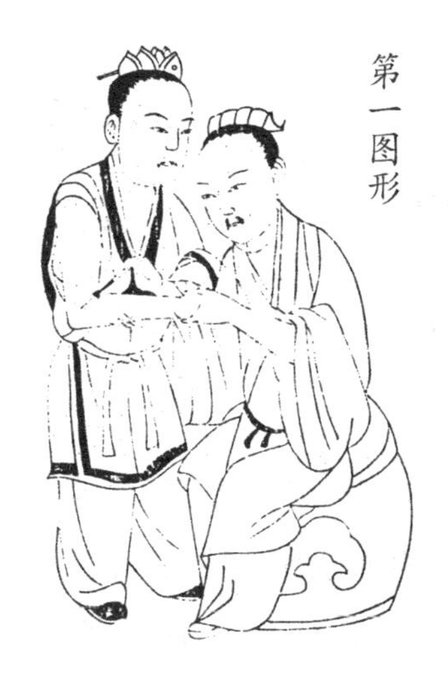

次用挺直其臂，如持弓之直，却见先来用朱点定偃孔处，正在臂节横纹上。就以竹篾自横纹贴肉量，上至中指肉尖而止，不过指爪。

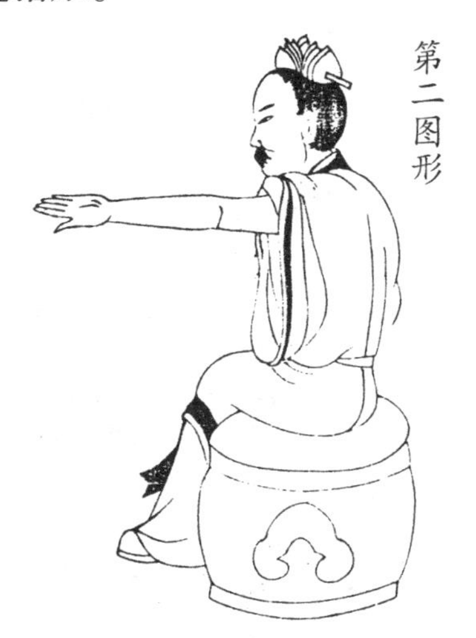

次用屈中指侧看中节屈处，有两斜纹，此是量寸法所用。两头各一寸之，则以薄篾，量二寸，折断篾。

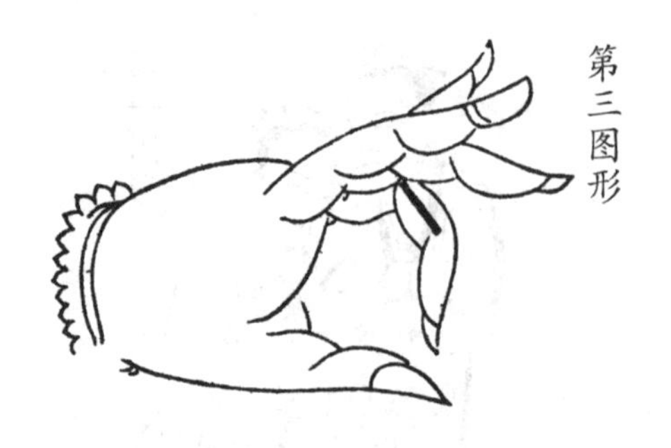

第三图形

次解衣裤等，用身壁直，靠尾闾骨坐于竹杠上，两足悬虚，俱不着地，要两人扶坐，以尾闾骨正贴在竹杠上，却就尾闾骨上，用初头竹篾子，量上脊背之心，盖所量之篾而止，用朱点定了，却用前所量二寸则子，横安点处，两头是穴。

次用纸轴艾，令实，切为艾炷，身壁直坐，即安艾炷。难安时微用津唾占[①]粘之。略才曲身，其穴便差，切不可曲身。

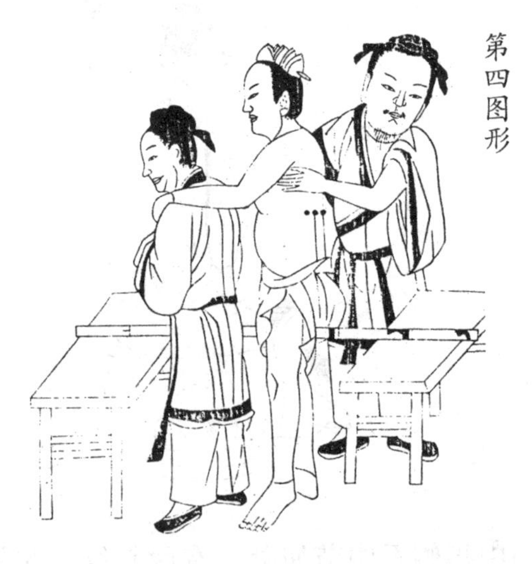

第四图形

① 占：同“蘸”。

江西传得元本云：余既躬获异效，深愿家家自晓，人人自理，不陷枉亡，亦仁人之用心也。每恨婴此疾者，轻委庸人，束手待毙。余目睹耳闻，不知其几人矣。此灸法流传数十载，但人每意其浅近而忽之，且以其灸法之难，或疑而已之。今亲获异效，寻穷其原，如秦缓视晋侯之疾，确然知其在肓之上膏之下。然攻达之难，药石所不至，寥寥千载，至唐而孙真人出焉，始洞彻表里，垂法万世，以膏肓穴起人之羸疾，世皆称验。惟痈疽之酷，方论甚多，皆不保其全活。今予发明骑竹马灸法之良，其殆孙真人发明秦缓膏肓之绝学，庶几脱人于虎口之危，而奔人之急，当如拯溺救焚也。膏肓之灸，固为良法；痈疽之灸，尤为效验。膏肓但能灸背穴于未危之先，而骑竹马灸实能脱人之危于将死之际，故不得不委曲而备论之。盖此二穴正在夹脊双关流注之所。凡人荣卫周流，如环无端，一呼脉行三寸，一吸脉行三寸，呼吸定息，脉行六寸，一日一夜一万三千五百息，昼夜流行，无有休息。故一日一夜脉行周身，共计八百一十丈，此即平人常经之数。唯痈疽之疾，血气流滞，失其常经，况人一身荣卫循度如河水之流，其夹脊双关乃流注之总路，如河之正道也。皆自尾闾穴过，又复通彻百骸九窍大络，布达肤腠，无所不周。《灸法》云：凡痈疽只缘心火留滞。《素问》云：诸痛痒疮，皆属于心。又云：荣血不调，逆于肉理则生痈肿。今此二穴所以为效者，使心火通流周遍一身。盖妙在悬一身骑于竹杠之上，则尾闾双关，流注不得。俟灸罢二穴，移下竹杠，其艾火即随流注先至尾闾，其热如蒸，又透两外肾，俱觉蒸热，移时复流足涌泉穴，自下而上，渐渐周遍一身，奇功异效盖原于此也。且遍搜百家议论，皆以痈疽发背之患为最惨，如治法则专以当头灼艾为先，倘一日、二日、三四五日灼艾者，尚不保其全活，至十日已[①]后，虽当头灸之无及也。然此法似未尽善，惟骑竹马灸法，虽经日危甚，不问痈生何处，已破未破，一例灸之，无不全愈。此法最为简易，而效验异常，真神仙垂世，无穷之惠也。但恨得之之晚，慨念平昔，睹其长往者[②]，哽然在念，今遇此良法，躬获大验，岂敢私秘，欲广其传，冀同志之士，见而勿哂。或好生君子，转以济人，其幸尤甚。

又云：余三十余年，每见患痈疽发背之疾甚多，十中仅得一二活者，惟是着灸早，则犹有可治之理。倘始末不能灼灸，则疮势引蠹[③]，内攻脏腑，甚则数日而至于不救。要之，富贵骄奢之人动辄惧痛，闻说火艾，嗔怒叱去，是盖自暴自弃之甚者。苟不避人神，能忍一顷[④]之灸，便有再生之理，自当坚壮此心，向前取活，以全肤体，不致枉夭，岂不诚大丈夫欤。

又云：痈疽发背，要须精加审度，疗之于未危之先，庶收万全之效。勿以势缓而忽视，勿以势急而怆惶。其势既见，不问其他，便先要隔蒜当头灸之，使毒发越于外，则不致内攻杀人之速也。其患处当头得灸，便成疮口，良

---

① 已：同“以”。

② 长往者：指死者。

③ 蠹（dù度）：损害。

④ 一顷：犹言片刻。

久火艾既透，则疮口滋润，或出恶水，痛势亦定，兼服五香连翘汤。纵使未能顿减，其势亦少缓矣。更以骑竹马法灸之，则随即见效。若得疾已过七日，则不须用蒜当头灸之，只用骑竹马法灸之，仍服五香连翘汤，甚则转毒散，立见功效。此所谓要识轻重缓急也。

又云：余亲以灸法灸人甚多，皆获奇效。如遇灸穴在所发之疽相近，则其灸罢良久，便觉艾火流注，先到灸处，其效尤速。若离所发疽边，则不甚觉其火气流注，灸疮亦发迟。然痈疽在左，则左边灸疮先发，在右，则右边灸疮先发。盖艾火随流注行于经络使然也。灸者宜预知此意，不须疑惑，但要依法灸之，使毒散越，不致内攻，便有向安之望。

又云：尝究痈疽之作，皆积微而至著。及其热之骤也，如山源之水一夕暴涨，不能小决使导，乃筑塞之，势则大决，伤人必多矣。势既奔冲，治之宜急，苟徒以猛烈之药外涂肌肉，闭塞毛窍，使毒气无所从出，是谓闭门捕贼，必有伤主之害也。法当自外以火艾，引泄毒气，然后分阴阳而服药可也。分阴阳服药说，备载绍兴官库所刊李迅与明州医家所刊李世英《痈疽方论》。

绿豆乳香托里散方托毒气不入心

绿豆粉一两　乳香半两

上为末，和匀，生甘草水调下。

国老膏方使毒气不入内

甘草大者二两。细剉，长流水浸一宿，揉令浆汁浓，去尽筋滓，再用绢滤过，银石器内慢火熬成膏，以瓷器收贮

每服一二匙，和酒调服，白汤调下亦得，微利为度。

五香连翘汤方疏散郁毒之气

木香三分，不见火　沉香三分，不见火　连翘全者，去蒂，三分　射干三分　升麻三分　木通三分，去节　黄芪三分，拣无叉附者，生用　丁香半两，拣去枝，不见火　乳香半两，别研　大黄微炒，半两，剉　甘草半两，生用　麝真者，一钱半，别研　独活三分，买老羌活用　桑寄生三分，难得真者，缺之亦可

上十四味为粗末，和匀，每服三大钱，水一盏，煎至七分，去滓服。并滓煎，用银器煎药，入银一片，同煎亦得。

转毒散方利去病根，不动元气

车螯紫背光厚者，以盐泥固济，煆[①]通红，候冷，净，取末，一两　甘草一两，生用　轻粉半钱

上一处[②]为细末，每服四钱匕，浓煎瓜蒌一个，去皮，煎酒一碗调下，五更服，甚者不过二服。

---

① 煆（xiā 虾）：热也，干也。

② 一处：谓合在一起。

矾黄丸方专托毒，不攻内

白矾一两，为末　黄蜡半两，溶开，和白矾末

上旋为丸，如绿豆大，每服五十丸，用温酒和些煎熟麻油送下，不依时候。

醋熨法未成脓熨之则散，已成脓熨之则出

牛皮胶，铫①中略入水溶释，摊刷皮纸上，中心开一圆窍，如此作数片，却以胶纸贴疮上，就以窍子出了疮头，以出毒气。用好酽②醋以小锅煮在面前，令沸，用软布手巾段两条，蘸醋，更互熨之用竹夹子夹上。须乘热蒸熨数百度，就胶纸上团团熨，不住手，纸破再换。如痒愈熨，切不可以痒而止。如有脓从窍中流，更自熨歇，落熨三五日，不妨时暂歇。熨时更以好拔毒膏药贴之，仍出窍子以泄毒气，其熨时直候疮上有血水来，痒止痛止，然后住熨，或要住熨而胶粘于背，可煎贯众汤洗之即脱。一面熨了，一面看阴阳证，随证用药。

此法甚简而功甚大，委有神验，切不可忽。酽醋，即米醋也③。

鹭鸶藤酒

李氏方云：病痈疽人，适有僻居村疃，及无钱收买高贵药材，只得急服鹭鸶藤酒。不问已灸未灸，连服数

① 铫（diào 调）：煎药或烧水用的器具。
② 酽：浓，味厚。
③ 此法……米醋也：疑为孙氏注文。

剂，并用盦[1]法方在后，候其疽破，即以神异膏方在李氏集验背疽方论贴之，亦屡用取效应。发眉发颐发背，但是肿发，尽量多服，无不取效，前后用此医田夫野老，百发百中。

《苏沈良方》云：鹭鸶藤，一名忍冬草，叶尖圆，蔓生，叶背有毛，田野篱落处处有之。两叶对生，春夏开，叶梢尖，面色柔绿，叶微薄，秋冬即坚厚，色深而圆，得霜则叶卷而色紫，开花极芬芳，香闻数步。初开色白，数日则变黄，每枝黄白相间，故一名金银花。花间曳蕊数茎如丝，故一名老翁须，一名金银股。冬间叶圆厚，似薜荔，故一名大薜荔。花气可爱，似茉利、瑞香辈。古人但以为补药，今以治疽奇验。

鹭鸶藤嫩苗叶五两，不得犯铁器，用木槌槌碎　甘草一两，生用，剉为粗末

上二味同入瓦器内，用水二碗，文武火缓缓煎至一碗，入好无灰黄酒一大碗，同煎十数沸，滤去滓，分为三服，微温，连进一日一夜，吃尽。病势重者连进数剂。既云可作补药，必然无虑伤脾，服至大小肠通利为度。

---

① 盦（ān 安）：古同“盦”，覆盖。

鹭鸶藤图形

又名甜藤

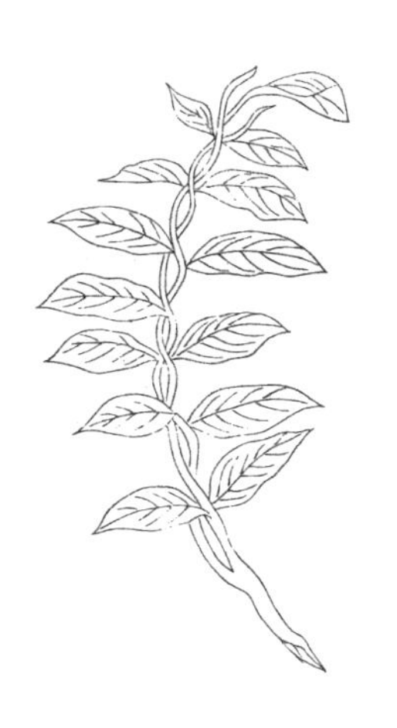

盦散痈疽法

鹭鸶藤，取叶，不拘多少，入砂盆内烂碾，入无灰黄酒少许，调和，稀稠得所①，涂盦患处四围，中心留一大穴，以泄毒气，早晚换盦，不可间断。

治头脑上痈肿，川芎通气散

天花粉洗净，为细末　川芎不见火，为细末　穿山甲头项上甲，炒为细末

上等分，每服五钱，重用瓜蒌一个，取子并肉研细，入无灰黄酒一碗，洰②之，滤去滓，重汤煎熟，却将此酒

① 得所：合宜。

② 洰：疑形近致误。

来调药，食后稍空服，连进数剂，并用前方鹭鸶藤酒，每碗加川芎末三钱重调下，与通气散更互服之。及急剃去发，用前方盦法。大凡痈疽服药，须是作急连进，方能救疗。

竹阁经验备急药方

石氏常服治头风乌辛茶

川乌一只，生，去皮　高丽细辛二钱　茶芽二钱

上㕮咀①，作三服，每服水两大盏，姜十片，煎至七分，临发后连进，或呕痰即愈。

近见桃溪居士刘信甫所刊《事证方》中有麝香散、茶芽汤，大略相似，但用川乌、草乌不同耳。近时川乌既难得，今并载以资速办。②

麝香散

治头风及偏正头痛，夹脑风连眉骨、项颈、彻腮顶，疼痛不可忍者，累有神验。

草乌二两，用大者，炮裂去皮尖，剉如豆大，入盐炒黄色　高丽细辛二两，剉　草茶四两，略研

上三味共为细末，每服一大钱，入麝香少许，蜡茶清调下。

茶芽汤

治偏正头疼，恶心呕吐不止者。

生草乌半两，去皮尖　高丽细辛半两　茶芽一两

---

① 㕮（fǔ 付）咀：中医用语。用工具将植物药物切片、捣碎或锉末。

② 近见……速辨：疑为孙氏注文。

上为粗末，每服四钱，水二盏，熳[1]火煎至六分，去滓温服，一服取效。

小托里散

顺气进食，排脓去毒。

香白芷　山药　白蒺藜　桔梗　瓜蒌根　甘草

上等分，共炒为末，每服二大钱，北枣一个，生姜三片，水一盏，煎至六分，空心服。

人有患痈疽者，每以十补托里散为第一药。然数年以来，人参与银同价，当归又数倍之，非富贵之家安得入口？偶得此方，颇便贫者，本出《刘涓子鬼遗论》。余幼子八九岁时，右腿因闪肭[2]生脓，不□[3]针砭，曾服有效。

瓜蒌酒

治一切痈疽。

大甘草半两，为粗末，生者　没药二钱半，研　大瓜蒌黄熟者一个，去皮，连子切碎，俗所谓杜瓜是也

上三件，用无灰酒三升，熬至半碗，放温服之，再进不妨。欲大便略通，加皂角刺七枚同煎。

此治腋下忽有硬核，壅肿不可下臂，久则生脓，及妇人奶痈，男子便毒，最验。瓜蒌最通乳脉，妇人有奶乳不通者，服之，乳至

---

① 熳：疑因形致误。

② 闪肭（nà 纳）：亦作“闪朒（nǜ）”，扭伤筋络或肌肉。

③ □：底本字坏。

如泉①。

治腿髀间生肿毒，名曰便毒。

大甘草　地榆　地骨皮一名枸杞，其根即是，取生者，洗去泥，用之尤验

上三味等分，剉了，和匀，分作三服，每服，水一碗，煎至七分。先将生乌豆一掬嚼细，围疮四边，令周匝，留疮口；用大葱白，槌扁，与疮长短相似，安于疮口上。煎药熟，即将药滓乘热覆盖于乌豆及葱白之上。将手护定，恐药滓撒落。仍乘热服药。却将第二服药候药熟，即扫去前药滓及葱、豆，别嚼豆，用与葱白如前法。第三服即就药滓用片帛缚定，坐卧任便。其疮未结者立消，已结者易破，已破者疮口易合。须空心连服三次，神验。

治髭痈

人有摘须误断，忽须根赤肿生脓，甚者杀人。

取桑树上耳②，烂嚼盦敷一夜，须根可出，肿亦退。

治紫癜风

榆树皮烧存性，细研为末，糟茄蘸擦一二次，即除。

治脱囊。曾有小儿发热作惊，啼哭不已。视其外肾则红肿，囊皮脱去，曾用之神验。

朱陵土此是烧人地上赤土，约是人尸腰间所临之处，不拘多少，取研为细末

① 此治……如泉：疑为孙氏注文。

② 桑树上耳：即“桑耳”，亦名“桑上木耳”。

上用水调，鹅毛刷敷，土干，则嫩肉已生于里矣。

治喉闭，脓血胀塞，喉中语声不得，命在须臾。

用真鸭嘴胆矾为细末，将箸头卷少绵子在上，先在米醋中打湿，然后蘸前药末，令人撑患人口开，将箸头药点入喉中肿处，其脓血即时吐出，所患即愈。如不能开口者，只用生姜一块如栗子大，剜一小孔，入巴豆肉一粒在内，更用麻油小半盏，安沙盆中，将生姜磨尽为度。竟以姜油灌入喉中，即时吐出脓血，其效尤速。若喉中未生毒，方觉难进食，便以叶下红叶同甘草少许，入蜜些子，并皆烂捣如泥，用绵子裹如圆眼大，外以线系定，令线要长，直入喉中，以风涎出尽为度。

胆矾绝难得真者，只用薄荷一握，皂角一挺，同捣，真汁滴入即破，尤为简便①。

治汤火所伤

酽米醋，将多年旧窗纸蘸湿，轻轻贴其上，自然肿消。

治蛷螋②叮

山上蕨萁叶，不拘多少，烧存性，研细末，轻粉麻油敷。

治一切毒蛇所伤

于所伤处，先用头绳缚定，不可令毒气流行。急用香

---

① 胆矾……简便：疑为孙氏注文。

② 蛷螋（qiúsōu 求搜）：即蠼螋，俗称蓑衣虫。

白芷半两，研细末，以麦门冬洗净，连根叶浓煎汤，调前药末服之。却急讨笆杨叶一小篮，烂捣。又加生姜二十文，再捣如泥，将酒一碗许，逗起，绞取药汁两碗，先将一碗更入酒半碗许，令热，和药汁一碗服之。其滓盦所伤处，外以绢帛缚定。如过一二时，如前法再服一碗，不三四遍即愈，屡用有功。

治眼目暴肿，疼痛出血

春夏之月，人患此者，谓之天丝毒，治法最不可不审。余居江之南，有小儿忽两眼肿起，疼痛出血，或令赎药局中眼药熏洗者，径成青盲。旁复有一人如此，遇田夫相教，曰：我有一草药，正治此证。亟取而用之，毒涎从口中流出，次日即平复。

茧漆树叶不拘多少，捣烂成胶，和面和眼壅洗，仍却以滓汁盦眼上

鹰鹘鹳鹤之类，春夏多食毒蛇，抛粪空虚，间或悬在树梢，遇风飘扬，细如丝尘，人有当之者，则为天丝毒。此方固尝传得，今始信为神妙。

治肾脏风

凡阴囊湿痒，臂腕髀旁、指缝、肘头生疮，搔起白花不可住手者，皆此证也。

旌德草乌四两，不去皮

上分作四堆，每堆入盐一两，先取河水一碗不要江溪井水，却将第一堆同水入铫内煮干，又将河水一碗入第二堆，同添再煮干。又将河水、草乌如前法至第四堆，候水干次

第煮者，欲要生熟得宜，取出切片子，先用麻油少许抹铫内，却将草乌片炒黄色，地上出火毒，研为细末。又入好土朱一两，米醋糊为丸，如梧桐子大。每服四十丸，空心食前酒下。如觉麻人，则减丸数，不觉麻人，则增丸数。尽此一料，则疾去矣。

治小儿误吞铜钱入腹者

羊胫炭即炭中极小坚硬，掷地有声者

上为细末，米饮调下。少顷炭即裹钱随粪出来，累有神效。亦治诸般鲠及小儿误吞棋子者。

治久患脾寒，寒热不已，或一日，或间两三日，或半年，或三年者，无不克验。

朴硝二钱用乌盏于火上镕释

上用热酒一盏，候朴硝释时，倾在酒内，乘热于当日身上寒凛凛发作时服之。斗发①一次，更不再作。

治男子、妇人小便卒不通方。妊妇有临月患此者，累得效。

裹茶蒻一两，烧灰存性，研　滑石半两，细研

上同碾匀，每服一二钱，用腊茶少许，沸汤点入生麻油二三滴服。

治一切发背痈疽，延开不已，须用围住方。

台乌研为细末

上用蜜水调敷四边，早晚换敷，则毒肿不开，旋敛于

① 斗发：用药后病情发作。斗，原指比赛、互争高下。

中，其效捷甚。

治一切赤肿疖毒，初发便贴，无有不散。

黄头浆粉炒，十分黑色，一两　黄柏皮半两，炙

上为细末，用芭蕉油调敷东阳陈氏专施此药。

治一切疮疖，已溃未溃皆可贴。

五倍子一两　白矾二钱

上为细末，用井花水调敷。

治下血不止，及肠风脏毒败证，灸法。

量脐心与脊骨平，于脊骨上灸七壮，即止。如再发，即再灸七壮，永除根本。

治噎疾灸法。

脚底中指中节灸七壮，男左女右。

治男子遗精白浊，起止不可者，灸法。

先点丹田穴，更向上去些小，灸七壮脐下一寸为丹田。

治汤火所伤，又神验于前者。

或用灶底黄土，或用无名异[①]，皆为细末，用冷水调敷，痛即定，无瘢痕。人家尤易取办。

治一切嗽疾，不问新旧，熏喉法。

款冬花约一分　鹅管石约一分　雄黄约一分之半

上为极细末，用无雄乌鸡子清调头次生下者是无雄，次

---

① 无名异：中药名，一种矿石，具有祛瘀止痛、消肿生肌的作用，别名“土子”。

将白纸一方，以所调药刷一半，候干，卷成小筒，将一半无药处捻定，于无灰火上烧浓烟，直安入近喉处，闭口使烟气冲入。觉必要嗽，须略忍住。便以冷茶清呷数口此用先办，随即哕出痰数口，无不差者闭口熏烟时更记牢，捻鼻孔，莫令出烟。

治脚气风湿气贯法，四肢疼痛。

四味理中汤去人参，加红曲，为细末，热酒调服。

治臂痛指弱，此由伏痰在内，中脘停滞，四肢属脾，脾血相抟，茯苓丸。

赤茯苓一两　半夏三两　枳实半两　风化朴硝一分

上为细末，姜汁糊为丸，梧桐子大，每服三十丸，姜汤下。余以前红曲理中汤并下，效尤速。

治髀间发肿。此因败精滞气，加以阴湿，名曰髀毒。及肾痈未散，自腰以下一切肿毒，咸治之。

焰硝一钱重，通临安买盆硝有锋芒者，草店中味咸者不可用

上为细末，用热酒调，极空心服之。放微温，不可太温，不可便吃热食，恐作吐，觉小便微疼时，是毒从小便出去，一溺便安。觉未退，再进一服，无不效者。毒作而肿甚如蒸饼大者，亦泄去。且不用破，又不动元气。士大夫有服之累效者。

治从高坠下，攧扑闪肭，专能散血疏气。

黄熟茄种连皮肉薄切，红瓦上焙干，入糖甏[1]收贮。

---

① 甏（bèng 崩）：瓮一类的器皿。

临时研为末，入乳香少许，酒调下，能饮者以醉为度虽气欲绝者，急擘牙灌入。

治刀伤竹木刺破，专能止血定疼。

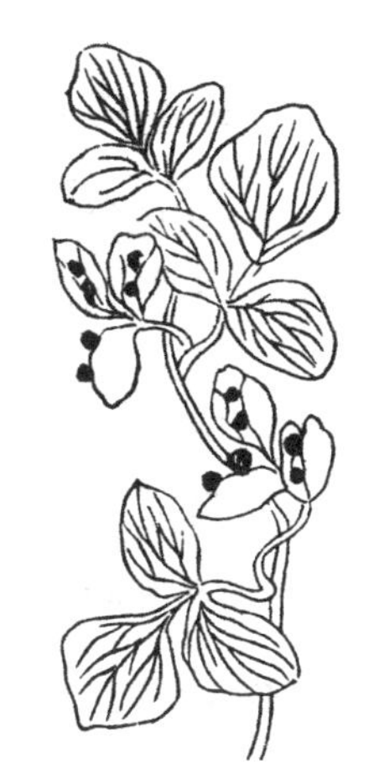

三叶豆，又名卫客笼，五六月采取，晒干为末，掺[1]患处。

近秋方生子，叶厚若有微毛，大率似柿叶，与篱豆、猫儿豆相似而非，不可误用。

此二方桃源张寺丞面授，累试有效，不可忽之。[2]

治赤眼及睛疼、多泪、暴赤肿者一宗方。

宣药：雄黄解毒丸，量虚实下。

贴药：蛇莓草春间生红莓子，不可食者。洗净捣烂，摊青纱上，盦眼如冰。又泡真北枣，取肉渗以脑子[3]，或薄荷煎贴太阳，亦并用青纱体衬，如当三钱大。

搐鼻药：郁金、真焰硝各少许，略入脑子。

洗药：四物汤加防风、黄连、杏仁、赤芍药。

服药：三黄散，用黄芩、黄连、赤芍药、龙胆草、大黄、汉防已、木香等分，为细末，食后温酒调下。

点药：带皮生姜一块，鍮[4]箸荡成小穴，入蜜搅匀点

① 掺（chān 搀）：同“糁”，布洒。

② 此二……忽之：疑为孙氏注文。

③ 脑子：即龙脑香。

④ 鍮（tōu 偷）：黄铜矿石。

之。盖血得热则散，专用脑子，医家所忌。虚证者当先补肾，别有方法。

贴一切肿毒，凡欲结痈疖之未成者。

用酸米醋一盏，皂角一条，锤碎，同煎至七分，以成片牛皮胶同浸碗碟中，令软，随大小贴赤肿上。

治腰疼，甚至不可抬举者。

名委中穴。

两脚曲脉[1]内褶缝中间，寻两筋之中取穴，两脚齐灸三壮即愈。仍倚物立定，取穴并灸。若痛发时灸尤验。

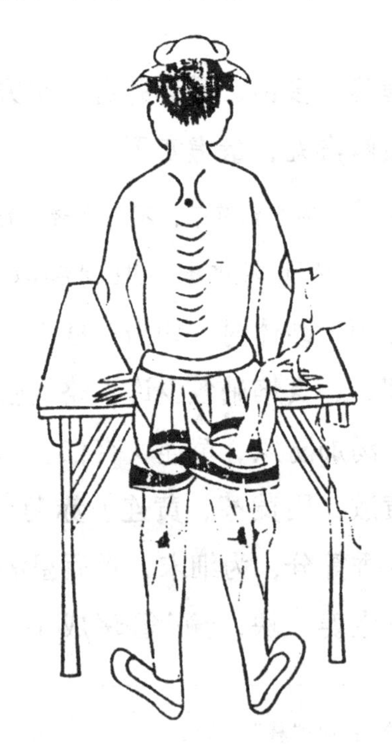

① 曲脉（qiū 秋）：膝后部，腘窝。

治风蛀蚛[1]牙。

篱上雀梅藤，收于刀上，取油沥，将小白蟢[2]窠惹湿成丸，塞患处，一塞一定。

治奶痈。

车螯壳

上烧成粉，为末，米饮下，生用尤妙。

① 蚛（zhòng 众）：虫咬；被虫咬坏的。

② 蟢（xǐ 喜）：古书上记载的一种蜘蛛。

校注后记

一、作者与成书

闻人耆年，其人史书未见，生平不详。依据《备急灸法》中“宝庆丙戌正月望杜一针防御壻檇李闻人耆年述”之署可知，闻人耆年为南宋檇李（今浙江嘉兴）人，《备急灸法》于宝庆二年丙戌（1226）成书。《备急灸法》第一段载有闻人耆年自述：“自幼业医，凡古人一方一技，悉讲求其要，居乡几四五十载，虽以此养生，亦以此利人……凡仓卒救人者，惟灼艾为第一。今将已试之方，编述成集，锓木以广其传。”这段可能是闻人耆年原刻《备急灸法》的序文。

闻人耆年还在文中提到“本朝名医团练使张涣著《鸡峰普济方》外，又立《备急》一卷。其方皆单行独味，缓急有赖者。张公之用心，其可谓切于济人者矣”。由此推测，《鸡峰普济方》及《备急》两书对闻人耆年的影响很大。但考张涣，为宋代儿科世医，因治愈徽宗太子痼疾而授翰林医正，并没有著《鸡峰普济方》及《备急》等书的记载。目前传世的《鸡峰普济方》30卷，虽为宋代医书，但不注撰人及初刊年代，一般认为是张锐所著，但尚有争议。考张锐，《宋史》无传，陆心源《宋史冀》为其立传，其主要活动于徽宗至高宗时代，约1162年之前。初为武官，官至团练使，但好医方医术，用心攻读医书，并得精妙之处甚多，常为人遣方治病，效果甚佳，遂声名远著。著有《鸡峰备急方》1卷，内容多取《鸡峰普济方》第30卷之“备急单方”。由此推断，闻人耆年可能误张锐为张涣。

二、版本流传

《备急灸法》为宋代闻人耆年著，初刊于宝庆二年丙戌正月望（1226年正月十五）。南宋淳祐乙巳（1245）年，乡贡进士孙炬卿将《骑竹马灸法》和《竹阁经验备急药方》与此书合并，仍以《备急灸法》为名重刊。原宋刻本今国内均不存，现存最早刊本为清光绪十六年（1890）罗嘉杰影宋刻本。

罗嘉杰，字少畊，为福建上杭（今福建上杭）人，咸丰八年（1858）以前出仕，同治到光绪年间任江苏粮道、驻日领事等职。依据罗嘉杰《序》可知，其在担任驻日领事期间，由陈衡山给与了宋孙炬卿本《备急灸法》。陈衡山（1851—1939），名矩，贵阳府贵筑县（今贵州贵阳）人，光绪十四年（1888）随黎庶昌出使日本，光绪十七年（1891）回国。从使三年，共搜集日本国金石遗文四千余种，编为《日本金石志》；另寻得各种遗书百余卷，宋元椠本二百余卷，名人著述未刊行的五百余卷，回国影印为《灵峰草堂丛书》百卷和《中国逸书百种志》。宋孙炬卿本《备急灸法》，即是此间由陈衡山在日本购得并给与罗嘉杰的，并语“此灸法中国不甚概见，盖以世失其传耳（《备急灸法》罗序）”。光绪十六年（1890），罗氏将此书与之前所得《针灸择日编》一并付梓，使流落东瀛数百载的二书复归中国，“庶知广陵散犹在人间也（《备急灸法》罗序）”。光绪十七年（1891）十瓣同心兰室又仿宋本进行重新刻印。

在闻人耆年原刻《备急灸法》十九年后，即南宋淳祐乙巳（1245）年，由乡贡进士孙炬卿重刊。从《备急灸法·孙序》可知，孙炬卿在母亲因病去世后获得蜀本《备急灸法》和《骑竹马灸法》，感慨“世有此方，吾不早得而见之。吾母不存而其方则存，其方存而后之人有早得而见之者，庶几乎吾母虽无及而犹及人也”，遂与早年收集的乌辛茶方等，一并刊印以传。因此，宋孙炬卿重刊本《备急灸法》包括三部分，即《备急灸法》《骑竹马灸法》和《竹阁经验备急药方》。

因此，《备急灸法·罗序》中所说“得南宋孙炬卿旧刻、团练使张公涣所著《备急灸法》一卷”，未为全凭。

三、主要内容

宋孙炬卿本《备急灸法》包括《备急灸法》《骑竹马灸法》《竹阁经验备急药方》三部。

《备急灸法》，是以灸法为主治疗急性病证的第一部专著，介绍了心痛、牙痛、痈疽、疔疮、腹痛、吐泻等22种急症的灸治方法及急救方法，并附简图。22则灸法处方，均出自历代名医之手，其中孙思邈9首，葛洪7首，张文仲2首，仓公、华佗、徐文伯、甄权各1首。以上名医除孙思邈、葛洪有著作传世外，其他医家均无著作传世，正是通过《备急灸法》才使他们的灸法经验得以流传。这些灸方不仅出自名医之手，而且又为闻人耆年亲自筛选，屡试屡验，具有取穴少、疗效高、易掌握等特点。如“卒忤死法十三”载：“急以皂角末吹入两鼻即活，若经时不活，急灸掌后三寸两筋间，各十四炷……如身冷口噤者，灸人中三炷，炷如粟米大。”又如《备急灸法·转胞小便不通七》云：“治卒胞转，小便不通，烦闷，气促欲死者，用盐填脐孔，大艾炷灸二十一壮。未通更灸，已通即住。”再如《备急灸法·妇人难生十八》云：“治横产手先出者，诸般符药不效，急灸右脚小指尖三炷，炷如绿豆大。”以上所述的灸间使、人中治疗神志昏迷之忤死，灸神阙治疗小便不通之转胞（癃闭），灸至阴治疗妇人难产等急症灸法经验，均受到后世医家的广泛重视。《备急灸法》虽然载方不多，但均为古代急症灸法的经典方，是对宋以前急症灸法经验的概括性总结，对指导当今针灸临床仍有着重要的参考价值。

《骑竹马灸法》，主要介绍骑竹马灸的操作，这是传统灸法中比较特殊的一种，乃孙炬卿所集，创者不详。这种方法，没有固定的穴位，要根据个人情况按照一定的取穴方式在后背部确定灸疗点，然后施行灸法，治疗恶性痈疽疮疡病变有特殊疗效。痈疽为急性化脓性疾患的总称，一般而言，相当于现代医学的细菌感染病的范畴，严重时可能形成毒血症、败血症，并伴随严重的全身症状。古人没有抗生素及切开引流的措施，痈疽逆证十分凶险。骑竹马灸法对治疗各种急性炎症有较好的疗效，后世针灸医籍多有转载，《针灸大全》誉之“极效如神”。

《竹阁经验备急药方》，共介绍了 36 个证候及处方，包括单方、复方、内服药和外敷药，以及灸法和熏喉法等，亦多为有效验方。其中，首载“石氏常服治头风乌辛茶”，即为孙炬卿母亲治疗头风病常年服用的效验方。《备急灸法》“孙序”记载：“母氏素患头风，岁十数作，作必呕痰，加以昏眩。因得默斋抚干叔父乌辛茶方，于是作少疏，虽作亦易愈……遂与乌辛茶方并刊以传焉。吾母，山阴博古石氏也。”由此可以推测，《竹阁经验备急药方》当为孙炬卿收集的备急验方。

四、闻人耆年灸治急症的经验与特色

《备急灸法》所总结的不仅是宋以前灸法急症的经验，而且这些经验又都是作者本人“已试之方”。闻人氏强调《备急灸法》所总结的急症选穴部位和操作技术是经过反复检验的，具有确切疗效，如其自述“施之无疑，用之有效，返死回生，妙夺造化”，这种可以被重复实践所蕴含的治疗规律尤其值得关注。

《备急灸法》施灸治疗汇总表

序号	病名	施灸部位	施灸方法
1	诸发	局部	300～500壮，或1000～2000壮
2	肠痈	两肘尖	各100壮，炷如绿豆
3	疔疮	掌后4寸，两筋间	14壮，男左女右
4	附骨疽	掌后4寸，两筋间	14壮，男左女右
5	皮肤中毒风	两曲池	各21壮
6	卒暴心痛	两间使	各14壮
7	转胞小便不通	神阙	隔盐灸，大艾炷21壮
8	霍乱	两肘尖	各14壮，炷如绿豆
9	霍乱转筋	两足踝尖	各3壮，炷如绿豆

续表

序号	病名	施灸部位	施灸方法
10	风牙疼	足外踝尖（左右交叉）	3壮，炷如绿豆，左右交叉灸
11	精魅鬼神所淫	两少商	缚手指，3壮，鬼神语
12	夜魇不寤	两隐白（缠足女性取间使）	隐白各7壮，炷如绿豆；间使各14壮
13	卒忤死	两间使（身冷口噤加人中穴）	间使各14壮；灸人中3炷，炷如粟米大
14	溺水	神阙	30~50壮，热灰反复熨心头
15	自缢	手足大指指间横纹中点（缠足女性只灸两手指间）	各10壮
16	急喉痹	两少泽	各3壮
17	鼻衄	两大骨空	3壮，炷如粟米大
18	妇人难生	右至阴	3壮，炷如绿豆（缠足妇人盐汤洗脚，然后灸）
19	小肠气	两隐白	各7壮，炷如绿豆
20	一切蛇伤	局部	14壮
21	疯犬咬	局部	三姓三人各人1壮
22	狂犬咬	局部	100壮，后每日1壮，灸满百日，被咬已经三四日方欲灸者，视疮中有毒血，先刺出之，然后灸

1. 施灸部位的特点

（1）重视在腧穴点灸灼：从上表可知，除了疮疡痈疽及虫兽咬伤等外科病症在局部施灸外，其余病证十分重视发挥腧穴的效应。《备急灸法》大多使用艾粒直接灸法，所用艾粒从粟米大（人中、大骨空穴）到绿豆大，穴为一点，艾灸取点的做法在急症中的作用值得关注。用灸法处理急症，要求较强的灸感，“火到气足，始能求愈”，古人只有认识到腧穴“点”上效应，要比一个部位“面”上的效应更强，才会将施灸部位集中于腧穴点，并附图清晰标示，这与现代临床使用多根艾条、温灸盒、神灯等大面积烘烤有不同的治疗思路。

即使选用阿是穴施灸，《备急灸法》也强调要找准“靶心”。痈疽发背相当于现代蜂窝组织炎，初期漫肿未显脓头时，闻人氏虽未介绍《针灸资生经》那种用湿纸敷后以先干处为疮头的方法，但作者仍然强调只有将艾粒置于痈疽中心，才能使灸疮早发而速效，正如《备急灸法》所说：“余亲以灸法灸人甚多，皆获奇效。如遇灸穴在所发之疽相近，则其灸罢良久便觉艾火流注，先到灸处，其效尤速。若离所发疽边，则不甚觉其火气流注，灸疮亦发迟。然痈疽在左则左边灸疮先发，在右则右边灸疮先发。盖艾火随流注行于经络使然也。”

（2）关注四肢腧穴：22 个病证中，除了小便不通、溺水用神阙，昏厥用人中（水沟）外，其余都用肘膝关节以下腧穴，而且大多位于四肢远端。处理急症的基本原则就是使治疗有很强的针对性，这就特别需要关注腧穴特异性作用。古人灸治急症强调用四肢远端腧穴，表明这些腧穴对所治疗的急症有很强的特异性，其中如皮肤瘙痒用曲池、昏厥用间使、突发心痛用间使、难产用至阴等仍为现代针灸医师所熟知并沿用。相比之下，不仅与现代临床灸法多选用背俞穴、神阙、关元、足三里这些肌肉丰厚部位有很大区别，而且提示肘膝关节是腧穴特异性（针对性）强与弱的分界线，这个理念应该成为现代人研究腧穴特异性的重要参考。

2. 急症灸法操作特点

(1) 仓促救人，灼艾第一：《备急灸法》所列22种急性病症中，除妊娠小便不通采用神阙隔盐灸外，其余21种急症都采用艾粒直接着肤灸。一方面说明艾粒直接灸是现代所有灸法的最初形式，另一方面也与艾粒直接灸对急症有确实疗效密切相关。原文“诸发”似乎在介绍隔盐灸治疗急性化脓感染性病症，“大蒜切片如钱厚如无蒜，用净水和泥捻如钱样用之，贴在疮头上如疮初生便有孔，不可覆其孔，先以绿豆大艾炷灸之，勿令伤肌肉，如蒜焦，更换”，但其实质只是用蒜片相隔，使患者能逐渐适应艾粒直接灸的灼痛。原文说：“待痛稍可忍，即渐放炷大，又可忍，便除蒜灸之，数不拘多少，但灸至不痛即住。若住灸后又肿又痛，即仍前灸之，直候不肿不痛即住”，可见，合理利用瞬间灼痛正是艾粒直接灸的关键技术。将艾粒直接置于体表燃烧，在极小面积上所形成的瞬间高温，通过一定措施，使患者逐渐适应灼痛这一伤害性刺激，显示了古人“莫不为利、莫不为害”的大智慧，或用大小适宜的艾粒，或用物相隔，或借助心理调节，总之，古人已经从大量经历中理解，刹那间灼痛所引发的调节效应正是艾灸的本质与灵魂，由此形成了“仓促救人者，唯灼艾为第一”的理念。只是由于古人缺乏手段，还无法从微观上解读短促的火热刺激所造成的神经冲动，正是敲开灸法效应之门的钥匙。

（2）施灸壮数，知常达变：由于灸法包括常规灸量和特殊灸量两种情况，因此《备急灸法》所用壮数涉及几壮到数千壮的不等情况。采取常规壮数的主要依据是施灸部位肌肉的厚薄，如足踝尖、少商、少泽、至阴、人中穴这些肉薄部位一般灸 3 壮；其余大多腧穴灸 7 壮，或以 7 为基数倍增灸量。《备急灸法》设定常规灸量，主要是让普通民众在处置常见病症时有所依据，便于理解而能够运用于救急。

然而急症的病理往往极其复杂，变化多端，有时需要超常规灸量才能打破病理变化的恶性循环，避免正气遭受挫伐。《备急灸法》有 3 种急症超量施灸。如抢救溺水灸神阙 30～50 壮，狂犬咬伤在局部施灸 100 壮，治疗“诸发”施灸壮数不拘多少，“直候不肿不痛即住。每患一个疮，或灸三百壮、五百壮，至一二千壮方得愈者，亦有灸少而便愈者”。壮数从 300 到 2000 的标准是直至痈疽部位不肿不痛。这些经验表明，临床疾病多种多样，各种病症又有很多变局，有时需要从灸量这个影响疗效的因素角度着眼，采用超常规壮数，才能获得疗效。

五、结语

《备急灸法》是南宋初期的一部灸法专著，尤其在急症救治方面显示了其独特的学术价值。由于痈疽等感染性病症曾经是古人生命安危的主要威胁，而灸法恰有抗炎通脉的效应优势，尽管古代医疗资源极其匮乏，但民众自古就有自救自疗的习惯，于是不难理解古人面对急症力倡灸法的原因。虽然古代用灸法处置的急症，仅仅是对某些病症急性或亚急性发作状态的临时救急处置，与现代急诊医学范畴从院外急救、院内急救、重症监护，直至病情稳定的系统与过程完全不能同日而语，但灸法用于急症毕竟是在特定条件下的历史事实。同时闻人氏灸法治疗急症选穴精专，灸法操作贵在灸灼，既有常规壮数，又有超常规壮数，也真实地反映了灸法治疗急症的临床规律和当时的针灸学术水平。在总结古人灸法治疗急症经验的同时，我们更要进一步考察现代临床灸法防治慢性病证的优势，理解灸法对慢性炎症的独特作用，并探索灸法防治慢性病证的选穴与操作规律，只有全面认知灸法的特性与规律，才能使灸法插上理性之翼，为人类健康做出更大贡献。

总书目

医　经

内经博议

内经提要

内经精要

医经津渡

素灵微蕴

难经直解

内经评文灵枢

内经评文素问

内经素问校证

灵素节要浅注

素问灵枢类纂约注

清儒《内经》校记五种

勿听子俗解八十一难经

黄帝内经素问详注直讲全集

基础理论

运气商

运气易览

医学寻源

医学阶梯

医学辨正

病机纂要

脏腑性鉴

校注病机赋

内经运气病释

松菊堂医学溯源

脏腑证治图说人镜经

脏腑图书症治要言合璧

伤寒金匮

伤寒考

伤寒大白

伤寒分经

伤寒正宗

伤寒寻源

伤寒折衷

伤寒经注

伤寒指归

伤寒指掌

伤寒选录

伤寒绪论

伤寒源流

伤寒撮要

伤寒缵论

医宗承启

桑韩笔语

伤寒正医录

伤寒全生集

伤寒论证辨

伤寒论纲目

伤寒论直解

伤寒论类方

伤寒论特解

伤寒论集注（徐赤）

伤寒论集注（熊寿试）

伤寒微旨论

伤寒溯源集

订正医圣全集

伤寒启蒙集稿

伤寒尚论辨似

伤寒兼证析义

张卿子伤寒论

金匮要略正义

金匮要略直解

高注金匮要略

伤寒论大方图解

伤寒论辨证广注

伤寒活人指掌图

张仲景金匮要略

伤寒六书纂要辨疑

伤寒六经辨证治法

伤寒类书活人总括

张仲景伤寒原文点精

伤寒活人指掌补注辨疑

诊　　法

脉微

玉函经

外诊法

舌鉴辨正

医学辑要

脉义简摩

脉诀汇辨

脉学辑要

脉经直指

脉理正义

脉理存真

脉理宗经

脉镜须知

察病指南

崔真人脉诀

四诊脉鉴大全

删注脉诀规正

图注脉诀辨真

脉诀刊误集解

重订诊家直诀

人元脉影归指图说

脉诀指掌病式图说

脉学注释汇参证治

针灸推拿

针灸节要

针灸全生

针灸逢源

备急灸法

神灸经纶

传悟灵济录

小儿推拿广意

小儿推拿秘诀

太乙神针心法

杨敬斋针灸全书

本　　草

药征

药鉴

药镜

本草汇

本草便

法古录

食品集

上医本草

山居本草

长沙药解

本经经释

本经疏证

本草分经

本草正义

本草汇笺

本草汇纂

本草发明

本草发挥

本草约言

本草求原

本草明览

本草详节

本草洞诠

本草真诠

本草通玄

本草集要

本草辑要

本草纂要

识病捷法

药性提要

药征续编

药性纂要

药品化义

药理近考

食物本草

食鉴本草

炮炙全书

分类草药性

本经序疏要

本经续疏证

本草经解要

青囊药性赋

分部本草妙用

本草二十四品

本草经疏辑要

本草乘雅半偈

生草药性备要

芷园臆草题药

类经证治本草

神农本草经赞

神农本经会通

神农本经校注

药性分类主治

艺林汇考饮食篇

本草纲目易知录

汤液本草经雅正

新刊药性要略大全

淑景堂改订注释寒热温平药性赋

方书

医便

卫生编

袖珍方

仁术便览

古方汇精

圣济总录

众妙仙方

李氏医鉴

医方丛话

医方约说

医方便览

乾坤生意

悬袖便方

救急易方

程氏释方

集古良方

摄生总论

摄生秘剖

辨症良方

活人心法（朱权）

卫生家宝方

见心斋药录

寿世简便集

医方大成论

医方考绳愆

鸡峰普济方

饲鹤亭集方

临症经验方

思济堂方书

济世碎金方

揣摩有得集

亟斋急应奇方

乾坤生意秘韫

简易普济良方

内外验方秘传

名方类证医书大全

新编南北经验医方大成

临证综合

医级

医悟

丹台玉案

玉机辨症

古今医诗

本草权度

弄丸心法

医林绳墨

医学碎金

医学粹精

医宗备要

医宗宝镜

医宗撮精

医经小学

医垒元戎

证治要义

松厓医径

扁鹊心书

素仙简要

慎斋遗书

折肱漫录

济众新编

丹溪心法附余

方氏脉症正宗

世医通变要法

医林绳墨大全

医林纂要探源

普济内外全书

医方一盘珠全集

医林口谱六治秘书

温　　病

伤暑论

温证指归

瘟疫发源

医寄伏阴论

温热论笺正

温热病指南集

寒瘟条辨摘要

内　　科

医镜

内科摘录

证因通考

解围元薮

燥气总论

医法征验录

医略十三篇

琅嬛青囊要

医林类证集要

林氏活人录汇编

罗太无口授三法

芷园素社痃疟论疏

女　　科

广生编

仁寿镜

树蕙编

女科指掌

女科撮要

广嗣全诀

广嗣要语

广嗣须知

孕育玄机

妇科玉尺

妇科百辨

妇科良方

妇科备考

妇科宝案

妇科指归

求嗣指源

坤元是保

坤中之要

祈嗣真诠

种子心法

济阴近编

济阴宝筏

秘传女科

秘珍济阴

黄氏女科

女科万金方

彤园妇人科

女科百效全书

叶氏女科证治

妇科秘兰全书

宋氏女科撮要

茅氏女科秘方

节斋公胎产医案

秘传内府经验女科

儿　　科

婴儿论

幼科折衷

幼科指归

全幼心鉴

保婴全方

保婴撮要

活幼口议

活幼心书

小儿病源方论

幼科医学指南

痘疹活幼心法

新刻幼科百效全书

补要袖珍小儿方论

儿科推拿摘要辨症指南

外　　科

大河外科

外科真诠

枕藏外科

外科明隐集

外科集验方

外证医案汇编

外科百效全书

外科活人定本

外科秘授著要

疮疡经验全书

外科心法真验指掌

片石居疡科治法辑要

伤　　科

正骨范

接骨全书

跌打大全

全身骨图考正

伤科方书六种

眼　　科

目经大成

目科捷径

眼科启明

眼科要旨

眼科阐微

眼科集成

眼科纂要

银海指南

明目神验方

银海精微补

医理折衷目科

证治准绳眼科

鸿飞集论眼科

眼科开光易简秘本

眼科正宗原机启微

咽喉口齿

咽喉论

咽喉秘集

喉科心法

喉科杓指

喉科枕秘

喉科秘钥

咽喉经验秘传

养　生

易筋经

山居四要

寿世新编

厚生训纂

修龄要指

香奁润色

养生四要

养生类纂

神仙服饵

尊生要旨

黄庭内景五脏六腑补泻图

医案医话医论

纪恩录

胃气论

北行日记

李翁医记

两都医案

医案梦记

医源经旨

沈氏医案

易氏医按

高氏医案

温氏医案

鲁峰医案

赖氏脉案

瞻山医案

旧德堂医案

医论三十篇

医学穷源集

吴门治验录

沈芊绿医案

诊余举隅录

得心集医案

程原仲医案

心太平轩医案

东皋草堂医案

冰壑老人医案

芷园臆草存案

陆氏三世医验

罗谦甫治验案

临证医案笔记

丁授堂先生医案

张梦庐先生医案

养性轩临证医案

养新堂医论读本

祝茹穹先生医印

谦益斋外科医案

太医局诸科程文格

古今医家经论汇编

莲斋医意立斋案疏

医　史

医学读书志

医学读书附志

综　合

元汇医镜

平法寓言

寿芝医略

杏苑生春

医林正印

医法青篇

医学五则

医学汇函

医学集成

医学辩害

医经允中

医钞类编

证治合参

宝命真诠

活人心法（刘以仁）

家藏蒙筌

心印绀珠经

雪潭居医约

嵩厓尊生书

医书汇参辑成

罗氏会约医镜

罗浩医书二种

景岳全书发挥

新刊医学集成

寿身小补家藏

胡文焕医书三种

铁如意轩医书四种

脉药联珠药性食物考

汉阳叶氏丛刻医集二种